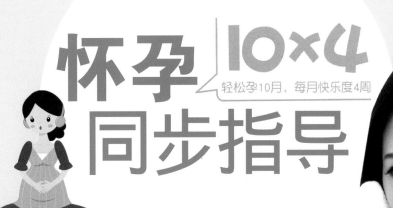

怀孕 10×4
同步指导

轻松孕10月，每月快乐度4周

管　睿◎主编

吉林科学技术出版社

前言
Qianyan

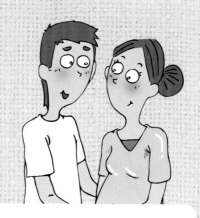

　　妊娠是一个让人既喜又忧的生理过程，准妈妈保持健康的心态是母婴健康的先决条件。孕期应充分了解自身的生理变化，合理安排饮食起居，定期进行产前检查，出现异常情况随时就诊，要知道准妈妈关爱自己就是关爱宝宝。即将成为妈妈的人，为了新生命的萌芽而欣喜和骄傲；已经成为妈妈的人，为了新生命的降生而坚强和满怀感激。"十月怀胎，一朝分娩"，其中的甜蜜与艰辛，只有经历过的人才能体会。

　　孕育和培养一个健康、聪明的宝宝，是所有父母的共同心愿。很多新手父母，在宝宝出生前，都会想了解一些有关养育宝宝的知识。而在怀孕期间，每一位准妈妈都会有没完没了的问题，心情总是处于一种起起落落的状态，又时常会对怀孕后的生活感到无所适从。

怀孕又是一段历程40周的旅程。在旅途中你会发现身体、心理的很多变化。怀孕不仅仅孕育了一个宝宝，对于孕妈妈来说，也是一次个人成长的过程。女性怀孕后，往往会渴望了解很多问题，比如在怀孕的40周里身体会发生什么样的变化，胎儿在孕妈妈的肚子里长多大了，营养够不够，胎儿发育的好不好，需要做哪些检查，怎样给胎儿进行胎教……

　　全书内容可靠，文字通俗易懂，告诉孕妈妈什么情况是正常的、什么情况是病态的，全彩图解的设计会让孕妈妈对怀孕期间每一周的身体变化和重要提示都一目了然。本书让准爸爸也积极参与进来，一起感受迎接新生命的美妙和奇特！这是一本让孕妈妈和胎儿一起健康成长的书。

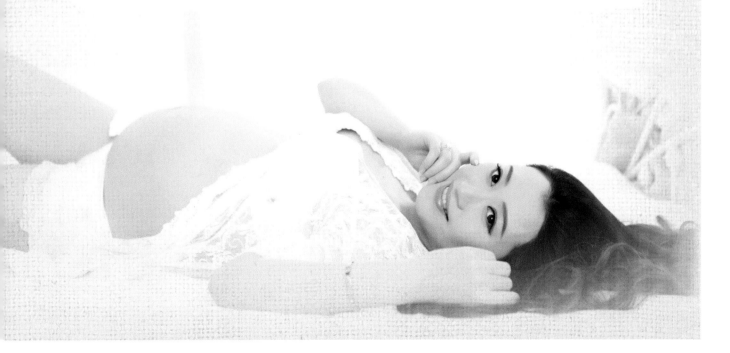

目录

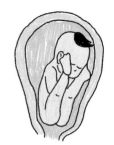

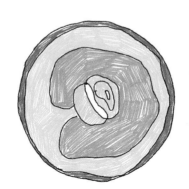

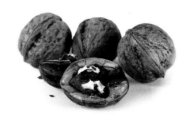

孕2月健康大事记

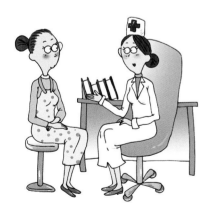

孕3月健康大事记

孕4月健康大事记

孕5月健康大事记

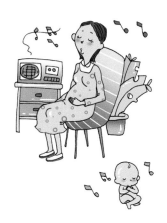

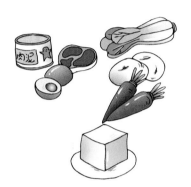

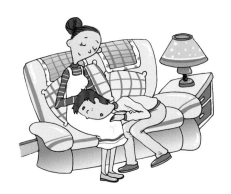

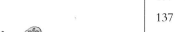

孕10月健康大事记

附录

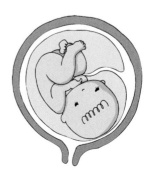

孕妈好心情，
宝宝好性格

孕妈妈保持最佳心态

孕妈妈和胎儿是因为爱连接在一起的。因此，孕妈妈进行胎教的第一步是必须拥有一种对胎儿深厚的感情，从内心深处期盼胎儿诞生，并将这种期盼贯穿于怀孕的整个过程，这种深厚的爱才是使胎教获得最佳效果的基础条件。

只要孕妈妈随时随地保持一份好心情，将注意力集中在胎儿身上，那么孕妈妈说的每一句话，想教给胎儿的知识一定会被胎儿所接受。孕妈妈绝对不能对胎儿抱有抱怨或者应付的态度，此外，不安和焦虑的情绪对于胎教也是不利的。

孕妈妈心情好，胎儿问题少

身体方面

一些专家经观察发现，孕妈妈不同的感情变化会分泌出不同的化学物质，并随同血液经过脐带对胎儿产生重要作用，因此，孕妈妈在妊娠期拥有健康的身体、保持愉快的情绪，才有利于胎儿的健康发育。

心理方面

孕妈妈的情绪是否稳定，对胎儿的身心健康影响很大，如果孕妈妈在妊娠期间忧虑、焦躁、心情不好，那么宝宝小时候多半会很"难养"，不乖巧、容易哭闹、不好好吃东西、睡眠也不好，而且长大了也容易出现心理问题。

调整心情，避免孕期抑郁

尽管胎儿在子宫内生长，看似与外界隔绝，但据研究表明，孕妈妈情绪的好坏，对胎儿的发育有很大的影响。

孕妈妈在怀孕期间容易受到孕激素的影响，情绪或多或少会受到影响，孕妈妈会莫名其妙地发脾气，这时候孕妈妈不妨试试下面的办法。

换位思考法

如果自己正为某件事情生气时，可以到公园中去散步，听听鸟语，嗅嗅花香，呼吸一下新鲜空气。同时，在散步的时候，要调整一下自己的心情，凡事都要试着换位思考，多为对方想一想。

情绪转移法

在自己实在非常生气并且无法冷静的情况下，不妨让自己马上离开不愉快的情境，去做一些自己喜欢做的事情，如唱歌、写胎教日记、撕废纸片等，让自己的情绪由生气变为平静。

孕妈妈不良情绪对胎儿有影响

孕妈妈任何不良的情绪对腹中的胎儿和将来的分娩都十分不利，所以孕妈妈一定要排除这些不良的情绪。

准爸爸应陪孕妈妈去做产前检查，去孕妈妈学校学习正确的分娩知识，帮助孕妈妈布置一个自己喜欢的居室环境，以迎接宝宝的到来。

临产前摆脱干扰

临产前，孕妈妈要摆脱一切外在因素的干扰，尤其不应该顾虑即将诞生的宝宝的性别，亲人也不应该给孕妈妈施加无形的压力，免得给孕妈妈带来沉重的心理负担，使分娩不顺利。如果到了预产期腹中的胎儿还没有动静，孕妈妈也不要着急。因为到了预产期并非就要分娩，推后几天也都是正常的。

分娩前保持良好的心态

孕妈妈在分娩前保持良好的心理状态十分重要，它关系到分娩时能否顺利。所以孕妈妈本人和丈夫都要为此做出努力，以一个良好的心态去面对分娩。

孕妈妈也爱美丽

孕妈妈仪容的整理

孕妈妈不妨把头发剪得短一点，梳理得整齐美观一些，给人以生机勃勃的感觉，但不宜烫发，尤其是不宜用冷烫精烫发，以免殃及胎儿。孕妈妈可以化淡妆，但不宜浓妆艳抹，因为孕期皮肤比较敏感，化妆品的过度刺激易引起皮肤病，对胎儿不利。

孕妈妈的鞋子应轻便合脚，最好是穿那些鞋底平厚、鞋帮松软的鞋，而不宜穿高跟鞋，因为穿高跟鞋会使重心不稳，容易跌跤。而且因身体前倾，容易压迫腹部，不利于胎儿的血氧供给，影响胎儿生长发育。孕妈妈的乳房因怀孕而进一步发育，为防止日后出现下垂，可选择纯棉面料制作的专用胸罩，但不宜过紧，以免影响呼吸和肺活量。

孕妈妈美丽计划

基础护理

在基础护理中应尽量选用不含香料、不含乙醇、无添加剂或少添加剂的产品，如纯植物油或纯矿物油的卸妆油、宝宝油、宝宝皂、适合敏感肌肤的洗面奶、洁面粉等，避免接触刺激性强的香皂或各种药用化妆品。最好不要用彩妆，如实在要用，以淡妆为宜。尤其是唇膏，怀孕前3个月要特别注意，尽量避免食用。

控痘防斑

激素的分泌量增多会导致皮肤表面色素沉着，约1/3的孕妈妈会长这种妊娠斑，没必要太担心，等宝宝出生后会自然淡化、消失的。若急着消斑反而徒劳无益，一些祛斑、美白成分还

可能"加害"了胎儿。可以用一些精纯的天然精油来减弱妊娠斑：玫瑰、花梨木、柠檬精油以5：3：2的比例调制好，在每天护肤时加两滴即可。

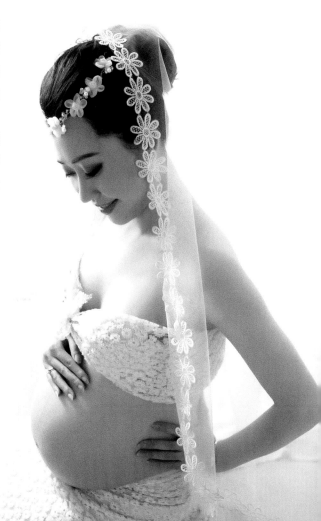

定期按摩

妊娠中后期面部会出现水肿，让爱美的孕妈妈觉得有点儿难堪。没关系，一些轻柔的按摩对减轻面部水肿有很好的效果！

方法：按摩前先将面部洗净，根据自己皮肤的特性，选择一些植物精华的按摩膏。然后从下至上，顺着面部的纹理轻柔地抚摩，或者用手指在面部轻轻地画小圆圈。向上按摩时手指稍微用力，向下画圈时不要太用力，辅助轻弹、轻拍刺激面部皮肤。坚持15分钟，用纸巾将面部的油脂擦净，再用热毛巾敷大约30秒，然后用凉水拍洗脸部即可。每周定期按摩2～3次效果最佳。

注意防晒

孕妈妈的肌肤会对光特别敏感，不仅外出要防晒，在家中也要防晒。特别是夏天，出门要戴好帽子或带防晒伞，避免紫外线灼伤敏感的肌肤。

应尽量选择纯物理防晒（二氧化钛）的产品，SPF15一般不会有油腻感。

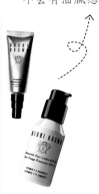

孕妈妈美丽亲手做

猕猴桃面膜	将猕猴桃的果皮剥掉，把果肉捣烂，加入海藻粉或褐藻酸，调稠，然后涂抹在面部，大约10分钟后用清水洗净即可。猕猴桃中含有丰富的糖分、矿物质、维生素C，具有很好的美白和保湿效果
蜂蜜牛奶面膜	将蜂蜜、面粉各1小勺，牛奶2小勺混合在一起调匀，涂抹在脸部，大约10分钟后用温水洗净。蜂蜜含有丰富的维生素，具有保湿效果和皮肤再生功能，可让干燥的皮肤变得湿润而富有弹性。没有任何不良反应，可以放心使用
苹果面膜	将苹果磨碎后掺入面粉调匀，涂抹在脸部，20分钟后用温水洗净。苹果含有丰富的糖分、蛋白质、矿物质、维生素C等多种营养成分，有助于血液循环，经常坚持使用，可以使黯淡的皮肤变得透明，富有光泽

孕期不能随便用药

孕期用药须知

用药一定要遵医嘱定量服用

就像高楼不是一天建成的一样，病情也有自己的好转周期，药物对病情的缓解作用需要时间，并不是吃很多药或者每天不停地吃药就必然对病情有帮助。如果孕妈妈一意孤行，这不仅对自己的身体非常不利，对腹中的胎儿更是没有半点好处。

只有医生的指示才是唯一可以相信的

许多孕妈妈认为用药只要看看说明书就可以了，但并不是所有的说明书都具有百分之百的可信度，况且有些专业的医学术语孕妈妈也未必能够知晓。因此，与其盲目相信药品的说明书，不如老老实实听从医生的指示。此外，有些药物是早在孕妈妈怀孕之前医生开出的，但是怀孕后情况发生了变化，没有医生的指示同样不能服用，此时积极征求医生的建议才是最明智的做法。

混合服药对孕妈妈和胎儿也是危险的

除非有医生的明确指示，否则孕妈妈一定不可以凭借自己的主观臆断混合服药。这是因为很多药物之间会有化学作用，或者降低药效，或者产生更加强烈的不良反应，病人混合服药后的身体情况常常会变得更加难以控制，而原本的问题也会变得更加棘手。

孕妈妈不宜服用的药物

抗生素药	如四环素类药，可致骨骼发育障碍，牙齿变黄，先天性白内障等。链霉素及卡那霉素，可致先天性耳聋，并损害肾脏；氯霉素可抑制骨髓造血功能；红霉素能引起肝损害
解热镇痛药	阿司匹林或非那西汀，可致骨骼畸形，神经系统或肾脏畸形
激素	雌激素会造成上肢短缺（海豹样），女婴阴道腺病，男婴女性化、尿道下裂；可的松可致无脑儿、腭裂、低体重畸形；甲状腺素可导致畸形
抗肿瘤药	环磷酰胺可导致四肢短缺、外耳缺损、腭裂；一硫嘌呤可导致脑腔积液、脑膜膨出、唇裂、腭裂
维生素及其他	大量的维生素A、B族维生素、维生素C会导致畸形；氯苯那敏或苯海拉明能造成肢体缺损
感冒药	感冒药的成分会导致子宫收缩或胎儿畸形
中成药	许多可能引起不良反应的药物常以配方形式出现在中成药中。孕妈妈禁止服用的中成药有牛黄解毒丸、大活络丹、至宝丹、六神丸、小活络丹、跌打丸、舒筋活络丸、苏合香丸、牛黄清心丸、紫雪丹、黑锡丹、开胸顺气丸、复方当归注射液、风湿跌打酒、十滴水、小金丹等。孕妈妈慎用的中成药有藿香正气丸、防风通圣丸、上清丸及蛇胆陈皮末等

该用药时还需用药

　　孕期不能乱用药不等于孕期不能用药，一些原本可以及早正确用药而治愈的普通感冒、腹泻、外伤、咳嗽、便秘等疾病若丧失治疗时机，拖成大病、重病，则会有损腹中胎儿的健康。对于那些普通的细菌感染不及早使用抗生素抗感染，将引起孕妈妈发热不退，甚至可能发生妊娠高血压综合征、缺氧、休克，不但会造成胎儿先天异常，更可能因此而流产、早产或胎死腹中。妊娠期间，有些药品确实不能吃，这些药品大都在包装上注明了"孕妇忌用""孕妇慎用"的字样，医生也不会给孕妈妈开这类药。

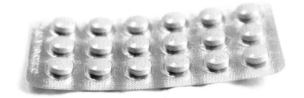

职场孕妈妈
合理安排孕期工作

告诉周围的人
你已经怀孕了

准妈妈若要很好地保护自己的权益，就要很好地来处理怀孕后与同事及工作的关系，在这件事情上掌握主动权是比较关键的。建议职场准妈妈在这件事上该注意以下几点问题：

主动告诉领导

在女性的职业生涯中，涉及怀孕生孩子的问题，很多公司或单位也都因为这个原因排斥女员工，有些女性也因为诸多担心不敢轻易告知单位，其实这种担心和做法并不理智。

当你告知领导你怀孕了，对方更多考虑的是你的工作任务怎样保证。如果你能及时地告之，这样可以给领导充足的时间来调整、安排工作。如果你一直是个不错的员工，相信公司也不会因为产假的问题而为难你。

告诉同事

这是很有必要的，同事之间，特别是要好的同事之间都会对特殊时期的你给予照顾和关爱。比如拿较重的东西、复印等事情，往往就会有人代劳，还有如果你的办公位处在电脑比较集中的地方，也可以与位置较理想的同事掉换位置，爱抽烟的同事也会比较理解地躲到别处去吐云吐雾，你偶尔不舒服或必要的体检不能来上班的时候，同事也可以代劳，帮你处理一些事务，等等。

选一个合适的岗位

准妈妈往往选择在年龄适合、工作相对平稳的时期怀孕生子，这已经被很多职业女性纳入了人生规划。既然工作、生活都不能耽误，那么只能从容面对，主动地调整好自己的心态、时间和工作安排。比如在这个特别的时期，可以与领导协商，可否调到出差和加班比较少的部门，以保证孕期的正常作息。

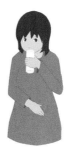

Q 什么时候告诉领导和同事，自己怀孕了呢？

A 怀孕6周之后，确认自己的胎儿情况比较稳定，就可以告诉了。

做好工作的交接

这一时期你要特别注意做工作记录，将工作中的明细列清楚，这样接手你工作的同事就会很快地将你的工作接过去，这样，如果你有什么特殊情况需要尽快离岗，接手的人也不至于一头雾水，你也可以安心地办自己的事情。

工作时自我放松

怀孕期孕妈妈在办公室做一些简单的布置，就可以舒适地工作了。

1	穿舒适的鞋，可以选择适合孕妈妈的长袜或紧身衣
2	穿宽松舒适的连衣裙。制服的弹性适合孕妈妈坐下并站起
3	把脚放舒服，可以在办公桌底下放个鞋盒作搁脚凳，并放双拖鞋
4	避免去危险的工作场所
5	如果想去洗手间，尽快去，不要忍着
6	找其他做过母亲的同事咨询一些问题
7	计算一下办公空间，孕妈妈更容易受腕管综合征的影响，因此应采取措施把孕妈妈的桌椅调整得尽可能地舒适

孕期不宜从事的工作

妊娠期为了避免准妈妈从事的工作对胎儿造成危害，有如下几类工作，建议准妈妈暂时离开工作岗位：

1	有受放射线辐射危险的工作：如医院的放射科、机场的安检部门等
2	接触刺激性物质或有毒化学物品的工作：如油漆工、农药厂、化工厂、施洒农药等
3	高温、高噪声环境的工作：如切割工、锅炉工等
4	高强度的流水线工作：如纺织工、食品加工厂的工人等
5	接触动物的工作：如驯兽员、兽医等
6	接触传染病人的工作：如传染科护士、医生等
7	伴有强烈的全身和局部振动的工作：如拖拉机驾驶员、摩托车手、汽车售票员
8	需频繁做上下攀高、弯腰下蹲、推拉提拽、扭曲旋转等动作的工作
9	野外作业或单独一人的工作：如地质学家、探险员等

孕期要注意防辐射

生活中的辐射从哪里来

微波炉的辐射

有关科学报告指出，在微波炉中，食物的分子被高频的电磁波振动，产生热量，可以烹熟鸡或鱼。关键的问题是，如果微波炉密封不好，微波也同样振动旁边使用者身上的分子。

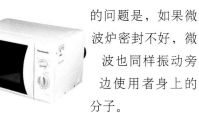

电脑的辐射

电脑周围会有高频电磁场产生，孕早期长期使用电脑可影响胚胎发育，增加流产的危险性。另外，长时间坐在电脑前，将会影响孕妈妈自身心血管、神经系统的功能，盆底肌和肛提肌也会因劳损而影响正常分娩。

电磁炉的辐射

电磁炉发射的电磁场很高，比冰箱高出上千倍，甚至上万倍。人们信任电磁炉烹制食品的质量，但是很少有人对它可能带来的影响提出质疑。

面对这种缺乏确定结论的情况，专家的建议是，孕妈妈应当避免接触电磁炉。妊娠期，准爸爸要主动承担做饭的责任，让妻子和未来的宝宝远离不良电磁波的危害，这是准爸爸在妻子孕期应该做的事！

复印机的辐射

孕妈妈使用复印机时，身体距离机器30厘米为安全距离。目前市面上较新型的复印机把有辐射的部分装在底盘上，这种复印机对身体危害较小。

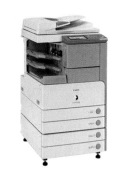

防辐射服的选用

怎样选择面料

目前市面上制作防辐射服的面料主要有两种，即不锈钢纤维和碳素纤维。从防辐射的角度来讲，前者优于后者。所以，准妈妈在购买时要注意面料的区分。

洗涤方法

为了减少对防辐射效果的影响，应尽量少洗为宜。在洗涤的过程中水温不能超过90℃，可使用中性的洗涤剂手洗。洗后不要拧干，要直接悬挂晾干。熨烫时要用中温或参考衣服上的标记。

样式的选择

一般较为常用的是背心款，但通常情况下根据不同人群和季节的需要也有短裙款、长袖款、吊带款、肚兜款等选择。

Q 防辐射服真的有用吗?

A 现在很多防辐射服，质量参差不齐，但基本上能挡住手机信号的衣服就有点用处。

工作中和生活中规避辐射危害

切忌家电集中放置

家用电器集中摆放容易使人受到双倍的辐射危害。一种电器的辐射危害可能是人体能够承受的，但如果在一个相对集中的环境中同时使用两种或多种电器，势必会超过人体能够承受的界限。因此，建议电脑、电视、电冰箱等家用电器分开摆放，并且不宜摆放在卧室中。

安全隐患在电脑的后面

这是因为电脑的后面辐射强度最大，左右两面次之，相对其他三面，正面的辐射反而最弱。所以，规避电脑辐射的重点是看工作、生活中常常逗留的地方是否有电脑其他三面正对着准妈妈这样的安全隐患存在。

水是吸收电磁波的最好介质

在可能的情况下建议用玻璃容器或塑料容器盛水放置在辐射源边，可有效降低辐射强度。特别注意，盛水的容器不可使用金属的。

哪些食物能抗辐射

此处指的是准妈妈可以安全食用的，可以抗辐射的，比较常见的食物有番茄、西瓜、红葡萄、杏、番石榴、木瓜、紫苋菜、黑芝麻等。

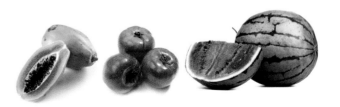

注意孕期性生活

孕早期禁止性生活

孕期性生活安全吗？这可能是每一对夫妻都希望了解的。大多数的孕妈妈在孕期对待性生活的态度上都发生了变化。在妊娠的最初三个月，大多数孕妈妈都经历了性欲减退的变化，而这一时期不宜过频繁的性生活。

很多准妈妈对于孕期的性行为有不少疑问与困惑，但只要不过于激烈的话，孕中期进行性生活是没问题的。只是，为防止容易导致流产、破水、细菌感染等症状，要注意准备好安全套。此外，尽管理论上可以进行性生活，但还是不能和怀孕前一样。

孕期阴道充血导致易出血，所以要避免将手指伸入阴道的激烈爱抚和结合时插入过深的体位。在腹部发胀或阴道出血时，都要节制性生活。在性生活时出现腹部发胀，就要中止，并安静地休息。

孕中期的夫妻性生活

到了孕中期，胎盘已经完全形成，怀孕进入稳定期，所以夫妻性生活不会受到太大限制。但是，随着子宫的增大，孕妈妈腹部会隆起来，因此，应该尽量采用腹部不受压迫的体位。即使是处在稳定期，夫妻间的性生活也不能过于频繁，而且还要尽量避免做剧烈的动作。如果性生活过程中胎动突然剧烈起来，就应该立刻停止性生活，此时要优先稳定胎儿。

孕期的性生活最重要的是一定要做好个人的清洁卫生工作。因为此时的孕妈妈很容易受到细菌感染，为了预防感染，开始性生活前一定要清洗身体，最好使用安全套。

如果在性生活时有出血症状，就应该向专门医生咨询，及时确诊胎儿的状态，特别是患有子宫颈闭锁不全症、前置胎盘或有早产危险的孕妈妈，最好暂时不要有性生活。

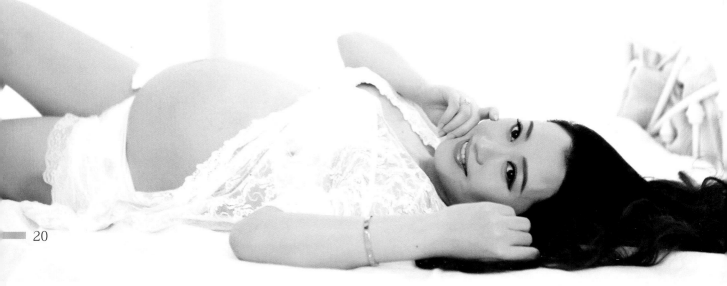

正确的体位

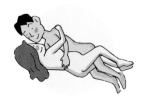 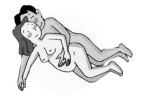 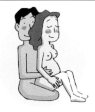

前侧位：
腿交错着互相拥抱着。
不进行腹部的压迫，结
合较浅，可保证孕妈妈
腹部安全。

侧卧位：
侧卧着，从后面抱住的
体位。孕妈妈的身体伸
展着，不用担心出现压
迫腹部的情况发生。

前坐位：
相对坐着的体位。可以依
据情况调节的深浅程度，
是对于孕妈妈来说更舒适
的一种体位方式。

错误的体位

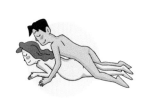 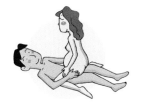 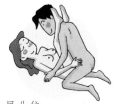

后背位：
后背位结合较深，也容易
对腹部产生压迫，要避免
这种体位。

骑乘位：
孕妈妈在上面的体位，
结合较深，会对子宫口
产生刺激，要避免这种
体位。

屈曲位：
腿放在准爸爸肩上的体
位，对腹部产生压迫，
要避免这种体位。

孕晚期全面禁止性生活

在怀孕晚期，由于精神上的疲劳和不安以及胎动、睡眠姿势受限制等因素，孕妈妈
可能经常会失眠。不必为此烦恼，失眠时看一会儿书，心平气和自然能够入睡了。

这个时期的孕妈妈，为预防胎盘早破、感染和早产，性生活是被严格禁止的。仍需
继续保护好乳房，每天用温水洗乳头，如乳头短小，应每天用手轻轻向外牵拉。

受过胎教的胎儿更聪明

10个月的胎教计划

在定好妊娠计划之后，就要开始定个胎教计划了，大家不要把胎教看成是非常复杂的事情，相反胎教实际上是因爱而生的，让孕妈妈时刻充满幸福感，将爱倾注到胎儿身上，就是最好的胎教。

时间		生活	胎教内容	
			前4个月	5个月到分娩
上午	6：00	洗漱、准备早餐	向胎儿道声早安、听音乐	与前4个月相同
	7：00	吃早餐、收拾饭桌		
	8：00	打扫卫生	可以听音乐，也可以唱歌	与前4个月相同
	9：00	工作时间	上班时抽空和胎儿闲聊一会儿	临摹汉字
	10：00	和胎儿说说话		给胎儿讲故事、画画
	11：00	吃午餐		
中午	12：00	午休		
下午	13：00	可以做手工、读读书	休息时可以给胎儿讲讲故事	
	14：00	写胎教日记		学习数字、图形
	15：00	散步	向胎儿描述一下美好的大自然	
	16：00	购物		学习一下自然科学
	17：00	休息、准备晚餐		
晚上	18：00	准备晚餐		
	19：00	吃晚餐、收拾餐桌		
	20：00	准爸妈和胎儿聊聊天	让准爸爸讲一些社会知识、时事新闻、白天发生的趣事	与前4个月相同
	21：00	洗澡、读书		
	22：00	睡觉	和胎儿道声晚安	与前4个月相同

胎教的形式多种多样

胎教有利于胎儿在智慧、个性、能力等方面的发育，有利于其出生后在人生道路上更好地发展。胎教的形式多种多样，孕妈妈采用多种的胎教方法与胎儿进行沟通，一定会培养出健康、优秀的宝宝。

音乐胎教	通过健康的音乐刺激，孕妈妈从中获得安宁与享受，分泌酶和乙胆碱等物质，发送胎盘供血状况，同时使胎儿心律平稳，对胎儿的大脑发育进行良好的刺激
抚摩胎教	婴幼儿的天性是需要爱抚的。胎儿受到抚摩之后，会引起一定的条件反射，从而激发胎儿活动的积极性，形成良好的触觉刺激。有规律的抚摩胎教，会形成良好的反应与互动，对胎儿大脑的发育很有帮助
联想胎教	7个月的时候，宝宝大脑的褶会越来越多，进入了意识的萌芽期。美好的联想可以使孕妈妈产生愉悦的感受，这种信息通过母体传递给胎儿，能对胎儿产生一定程度的感化
呼唤胎教	为胎儿起一个亲切的小名，以便随时呼唤他，胎儿能够通过听觉和触觉感受到来自父母爱的呼唤，这对促进他的身心发育具有十分有益的影响。如果经常呼唤，宝宝出生后对名字的反应会早一些出现
语言胎教	虽然胎儿在孕妈妈的腹中，看不到外面的世界，但它能感受到孕妈妈传递给它的爱，也能听到外面的声音。孕妈妈温柔的声音，准爸爸低沉的声音，都是胎儿的最爱。所以经常与胎儿对话，告诉他外面发生的事情，让胎儿感受到生动的语言胎教
营养胎教	有一种胎教不需要孕妈妈拿出额外的时间，也不需要有什么辅助工具，在不知不觉中它每天都在进行，其效果也是神奇而明显的，这就是营养胎教。孕妈妈适宜而平衡的营养对胎儿的健康发育非常重要。得到充足营养的胎儿，出生后智商高，不然则会发生身体和智力上的缺陷
光照胎教	胎儿的感觉功能中视觉的发育较晚，一般7个月的胎儿视网膜才具有感光功能。只要是不太刺激的光线，皆可给予胎儿脑部适度的明暗周期，刺激脑部发育
环境胎教	从受精卵到胚胎到胎儿直到出生，大约经历了280天。在漫长的妊娠过程中，胎儿能否正常地生长发育，除了与父母的遗传基因、孕育准备、营养因素有关外，妊娠期间的内外环境也很重要。胎教最重要的条件之一是使胎儿生活在优良的环境中

孕期睡个好觉很重要

养成良好的睡眠习惯

有些准妈妈在孕前因工作或娱乐，已经习惯于半夜睡觉，以致怀上胎儿后一时还不能改变这个习惯，这样做既损害自己的健康，也影响胎儿发育。

保证充足睡眠

"红眼妈妈"的称呼是对很多睡眠不足的准妈妈的理解和疼惜。胎儿的一举一动牵动着准妈妈的心，在照看好胎儿的同时，准妈妈的睡眠问题也值得重视。因为，只有准妈妈睡眠充足、身体健康，才是对胎儿和家人的最好保障。

睡眠不足的危害

准妈妈最好的休息形式是睡眠，通过适当的睡眠解除疲劳，使体力与脑力得到恢复。经常半夜才睡觉的准妈妈，会打乱生物钟的节律，使只有在夜间才分泌生长激素的垂体前叶功能发生紊乱，因而影响胎儿的生长发育，严重时会导致生长发育停滞。准妈妈也会因大脑休息不足引起大脑疲劳，使脑血管长时间处于紧张状态，出现头痛、失眠、烦躁等不适，有可能诱发妊娠高血压综合征。

如果睡眠不足，可引起疲劳过度、食欲下降、营养不足、身体抵抗力下降、增加准妈妈和胎儿感染的机会，造成多种疾病发生。

选择舒适的床上用品	
床铺	准妈妈适宜睡木板床，铺上较厚的棉絮，避免因床板过硬，缺乏对身体的缓冲力，从而转侧过频，多梦易醒
枕头	以9厘米（平肩）高为宜。枕头过高迫使颈部前屈而压迫颈动脉。颈动脉是大脑供血的通路，受阻时会使大脑血流量降低而引起脑缺血
棉被	理想的被褥是全棉布包裹的棉絮。不宜使用化纤混纺织物作被套及床单，因为化纤布容易刺激皮肤，引起瘙痒

孕期失眠怎么办

整个妊娠期间，准妈妈都有失眠的可能。胎儿踢你的肚子、不断上厕所、日益膨隆的腹部等因素，都会令你在床上感到不舒服，所以会失眠。你会发现入睡很困难，或者醒来后就无法再入睡。有些准妈妈还会围绕着分娩或胎儿做噩梦。你该怎么办呢？可以试用以下一些方法。

注意睡眠的姿势

为了保证睡眠的质量，还应该注意睡眠的姿势。那么什么样的姿势才算好的呢？应该说只要自己觉得舒服就可以。按下列方法可能较好些。怀孕初期，一般仰卧的姿势比较舒服，还可以在膝盖下垫一个小枕头或沙发靠垫，这样更容易入睡。

坚持晚饭后散步

准妈妈应该保持一定的运动，可以选择运动量小的活动，比如可以怡然自得地散步，也是一种很好的休息形式，可以坚持晚饭后就近到公园、广场、体育场、田野、宽阔的马路或乡间小路散步。最好夫妻同行，同时说说悄悄话，既能解除疲劳外，也是调节和保持良好精神状态的妙方。坚持散步对准妈妈和胎儿的身心健康均有收益。但行程要适中，应避免着凉，否则会得不偿失。

孕妈妈熬夜坏处多

有些孕妈妈在孕前因工作或娱乐，已经习惯于深夜睡觉，以致怀上胎儿后一时还不能改掉这个习惯。可是这样做既损害自身的健康，又影响胎儿的发育。

孕妈妈最好的休息形式即是睡眠，通过适当的睡眠解除疲劳，使体力与脑力得到恢复。经常半夜才睡觉的孕妈妈，会打乱生物钟的节律，使只有在夜间才分泌生长激素的垂体前叶功能发生紊乱，因而影响胎儿的生长发育，严重时会导致生长发育停滞。孕妈妈也会因大脑休息不足引起大脑过劳，使脑血管长时间处于紧张状态，出现头痛、失眠、烦躁等不适，有可能诱发妊娠高血压综合征。

如果睡眠不足，还可引起疲劳过度、食欲下降、营养不足、身体抵抗力下降，增加孕妈妈和胎儿感染疾病的机会。

因此，孕妈妈应在每天晚上10点左右，先用温热水浸泡双足，然后喝一杯牛奶后即上床睡觉，这样可促进尽快入睡。逐渐便可改掉半夜才入睡的不良习惯，建立身体生物钟的正常节律。

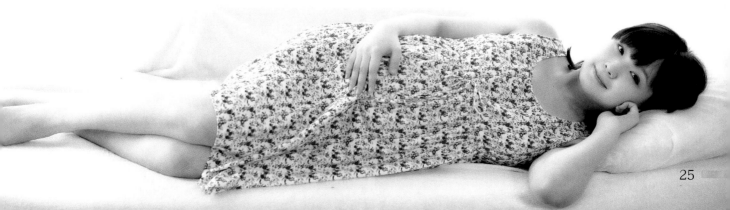

孕妈妈要预防妊娠纹

妊娠期的皮肤变化

由于妊娠期间受激素的影响，皮肤中的毛细血管扩张，血流量增加，皮肤的温度升高，颜色加深。同时皮下组织的液体增多，使皮肤看上去很滋润。但激素也刺激了黑色素细胞，使其产生了更多的黑色，致使出现色素沉着，乳晕、外阴、腋窝、腹中线等处皮肤颜色变黑。

预防妊娠纹产生的诀窍

准妈妈皮肤内的胶原纤维因激素紊乱而变得很脆弱，当女性怀孕超过3个月时，增大的子宫突出于盆腔，向腹部发展，腹部开始膨隆，皮肤组织过度牵拉，胶原纤维逐渐断裂，在腹部的皮肤上出现了粉红色或紫红色的不规则纵行裂纹。

产后，断裂的胶原纤维逐渐得以修复，但难以恢复到怀孕前的状态，皮肤上的裂纹逐渐退色，最后变成银白色，即妊娠纹。妊娠纹与遗传因素有关，如果母亲留下了很深的妊娠纹，自己一定要注意预防。

做一些轻便的家务

轻便的家务活有助于产后身体康复，在床上做仰卧位的腹肌运动和俯卧位的腰肌运动，对减少腹部、腰部、臀部脂肪有明显效果。

使用专业抗妊娠纹乳液

从怀孕初期到产后一个月，每天早晚取适量抗妊娠纹乳液涂于腹部、髋部、大腿根部和乳房部位，并用于做圆形按摩，使乳液完全被皮肤吸收，可减少皮肤的张力，增加皮肤表层和真皮层的弹性，让皮肤较为舒展，可减少妊娠纹的出现。

注意控制糖分摄入

饮用脱脂奶，常吃富含纤维和维生素C的食物，以增加细胞膜的通透性和皮肤的新陈代谢功能，促进皮肤的修复，减少妊娠纹的发生。

 Q 我怀孕期间就有妊娠纹出现了，请问吃什么食物可以缓解吗？

 A 怀孕期间应补充丰富的维生素及无机盐。而由于胶原纤维本身是蛋白质所构成，所以可以多摄取含丰富蛋白质的食物。避免摄取太油、太甜、太咸的食物。

按摩可以预防妊娠纹出现

随着胎儿的成长、羊水的增加，准妈妈的子宫也会逐渐膨大。当腹部在快速膨隆的情形下，超过肚皮肌肤的伸张度，就会导致皮下组织所富含的纤维组织及胶原蛋白纤维因扩张而断裂，产生妊娠纹。

因为腹围在妊娠期间，膨隆的比率最大，因此，妊娠纹的形成部位以腹部最多，其他较常见的地方则有乳房周围、大腿内侧及臀部。这些地方因为组织扩张程度较大而造成妊娠纹。它的分布往往由身体的中央向外放射，呈平行状或放射状。为了不让美丽打折，下面提供一些按摩手法，以预防妊娠纹上身。

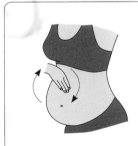 1.左右手交替以画圈的方式，按顺时针方向对腹部进行按摩。对小腹进行轻轻挤按。

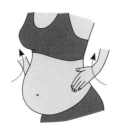 2.用双手抵住两肋，从下向上进行推拿。

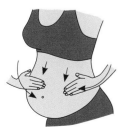 3.用手从上腹部（胸部以下）开始向下进行推拿。经两肋一直到小腹。

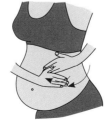 4.用双手抵住右侧肋骨，向腹部进行推拿。左侧也按同样方式进行。

了解胎动很有必要

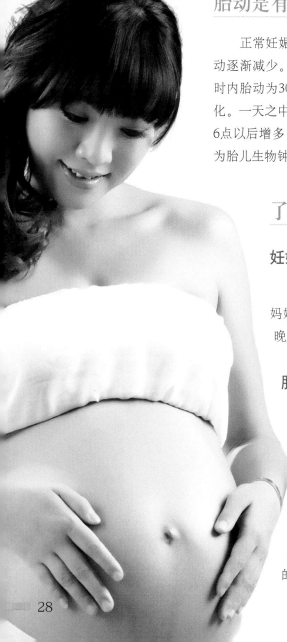

胎动是有规律可循的

　　正常妊娠18～20周可以感到胎动，28～32周后胎动达到高峰，38周后胎动逐渐减少。妊娠过期胎动次数会明显减少。胎动一般每小时3～5次，12小时内胎动为30～40次以上。正常情况下，一昼夜胎动强弱和次数有一定的变化。一天之中，早晨的胎动次数较少，上午8～12点均匀，下午2～3点最少，6点以后增多，晚上8～11点又增至最高。这说明胎儿有自己的睡眠规律，称为胎儿生物钟。

了解不同月份的胎动变化

妊娠5个月开始能够明显感觉到胎动

　　胎儿在妊娠8周左右开始换位置或稍微移动身体，但实际上孕妈妈能感觉到胎动的时间是在妊娠16～18周，初产妇腹壁厚，感觉晚些，经产妇腹壁薄，感觉早些。

胎动的指示

　　正常胎动是胎儿给孕妈妈报平安的一种方式，一般不少于每小时3～5次；12小时明显胎动次数30～40次以上。但由于胎儿个体差异不同，有的胎儿在12小时内胎动次数可达100次以上。但只要胎动有规律，有节奏，变化不大，都说明胎儿发育是正常的。妊娠中期胎动相对多些，胎儿活动度大，此期不易数胎动的次数，只要感觉有胎动即可。但是，28～30周以后要注意胎动的次数，如果每天少于30次或每小时3次以内的胎动持续2天以上，就可能不正常了。

孕5～10月的不同胎动变化

怀孕第5月

这一时期孕妈妈已能明显地感受胎动，但胎儿的运动量还不是很大，动作也不十分激烈，故而有时也感受不到，尤其是当孕妈妈忙于事务时。胎动多随着胎儿睡眠周期发生相应的改变，一般是醒着时，胎动多而有力，睡着时，胎动则少而弱。孕妈妈可以让准爸爸帮忙数数胎动，以感受宝宝的生命力。

怀孕第6月

这个时候的胎儿正处于活泼的时期，而且因为长得还不是很大，胎儿可以在羊水中上下左右地移动，做多种动作，因此胎动更加明显。孕妈妈可以感觉到胎儿拳打脚踢、翻滚等各种大动作。丈夫或其他家人把手贴在孕妈妈肚子上也能感觉到胎动。

怀孕第7月

此时是羊水量最多的时期，但还有足够的空间使胎儿在羊水里自由移动，他会做踢腿等动作。要是孕妈妈的皮肤薄，就可以看出胎动。

怀孕第8月

这是最容易感觉到胎动的时期，胎动强到会让孕妈妈感觉到疼痛。胎儿开始头朝下固定住位置，脚往上偶尔会踢到孕妈妈的胸部下方，让孕妈妈感觉到胸痛。

怀孕第9月

手脚的活动增多，也变强，能区分活动的是手还是脚。有时手或脚突然凸出或活动激烈到让孕妈妈醒过来。孕妈妈会感觉到好像有个锐利的东西从里头刺似的疼痛。

怀孕第10月

因为临近分娩，胎儿慢慢长大，几乎撑满整个子宫，所以宫内可供活动的空间越来越小，施展不开，而且胎头下降，胎动就会减少一些，没有以前那么频繁。胎动的位置也会随着胎儿的升降而改变。

及时纠正
胎位不正

　　孕妈妈需要及时关心胎儿的胎位，胎儿一般都会自行转换胎位，如果胎位不正而需要纠正的话，一定要在医生的指导下进行。

如何确定胎位

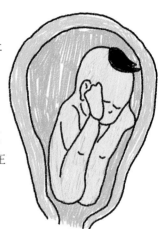

　　1.可以通过测量子宫底的高度（即从子宫底至耻骨联合之间的距离），来判断胎儿身长的发育情况。一般情况下，在孕16周时，宫底约在耻骨及肚脐的中央部位；当孕20～22周时，宫底基本上达到脐部，孕32周时，宫底则达到剑突下2～4厘米处。过分超过或明显落后于相应指标时，则显示胎儿发育不正常，应在医生的指导下查找原因。

　　2.可以通过超声波的检测明确了解胎头的位置。

　　3.也可以通过医生的四步触诊法了解胎头的位置。

几种常见的胎位不正

臀位	臀位与正常分娩时的"头位"恰巧相反，是分娩时胎儿臀部先露，或者脚或膝部先露，可分为单臀、混合臀和足位。这种胎位常因产道扩张不够，致使后出头困难而造成难产
复合先露	胎儿的头部或臀部合并上肢脱出、同时进入骨盆者为复合先露。一般临床上头与手同时进入骨盆者多见，如不纠正，同样不能自然分娩
横位	横位是指胎宝宝横卧于孕妈妈的子宫腔内，胎头可在左侧或右侧，即分娩时手臂、肩部先露。这种胎位无法经阴道分娩，只能做剖宫产

Q 胎位不正能做矫正操吗？

A 不建议做操，怕越勒越紧，应顺其自然，多休息休息。

矫正胎位不正的方法

多数胎儿在子宫内的位置都是正常的，但也有少数属胎位不正，约占5%。常见的不正常胎位有枕横位、枕后位、臀位；也有因胎头俯屈程度不同的异常，如额先露、面先露，以及横位、复合位先露等不正胎位，但比较罕见。

有些胎位不正是可以矫正的，如枕横位、枕后位、臀位、横位等。一般横位应随时发现及时矫正；臀位在妊娠7个月后矫正；枕横位则需在临产后宫口开大到一定程度或接近全开而产程受阻时再矫正。孕30周前，大部分胎儿为臀位，孕30周后多数可自动转为头位。故即使是臀位，也没必要在30周前矫正；孕30周后仍为臀位或横位者，是需要矫正的，其方法主要有以下两种：

膝胸卧位矫正法

此法借胎儿重心的改变及准妈妈横向阻力，增加胎儿转为头位的机会，7天为一疗程，如没有成功可再做7天，有效率60%～70%，少数准妈妈在做膝胸卧位时出现头晕、恶心、心慌，不能坚持，则需改用其他方法矫正胎位。分娩后子宫韧带松弛，仰卧过久，子宫因重力关系容易向后倒，如不矫正，日后可引起腰痛、痛经、月经流向腹腔。从产后10天开始做膝胸卧位，每日两次，对于预防子宫后倾位有一定作用。

臀位自行矫正法

这是一种简便有效的矫正胎位的方法，其有效率可达92%，它的做法是这样的：准妈妈仰卧床上，腰部垫高20厘米（1～2个枕头），双小腿自然下垂在床沿。每日早晚各做1次，每次10～15分钟，3天为一疗程。在做臀位自行矫正法时要注意：矫正方法安排在孕30～34周内效果最好；矫正宜在饭前进行，矫正时要平静呼吸，肌肉放松；垫子应柔软、舒适、高度适中；如出现阴道流水、流血或胎儿心音突然改变（有条件者可监听），应停止此法。

了解
分娩的知识

分娩呼吸法

腹式呼吸法

腹式呼吸法就是使腹部鼓起，呼气后又恢复原状的呼吸法。适合于第一产程阵痛开始之时。通过使腹部紧张，压制子宫收缩感，缓和阵痛引起的疼痛，有助于缓解全身的紧张，防止体力的消耗。

平时就练习这个呼吸法可以防治怀孕期间常见的便秘。但不可过于频繁地练习，因为是深呼吸，所以一般以一次练习4～5遍为基准。练习过多，会引起头晕，一定要注意。

呼吸方法：以3秒钟一次为节奏，吸气使下腹鼓起，然后呼气，同时腹部恢复原状。即吸气3秒钟，呼气也是在3秒钟内完成。腹式呼吸法只适用于阵痛发生的情况，当阵痛消失时应侧卧休息。

胸式呼吸法

胸式呼吸法也是在第一产程实行的动作。到了怀孕后期，就会很自然地用到胸式呼吸法。这种呼吸法使准妈妈和胎儿获得足够的氧气。

呼吸方法：仰卧，两腿膝盖稍微蜷曲，把手放在胸上，从鼻孔慢慢吸气，然后由口中慢慢呼出，和深呼吸是同一道理，可以用手来感觉胸的上下起伏。

认识分娩的三个阶段

分娩前的历程虽漫长难挨，却是必经的，如果对分娩有事前认识、事先准备及心理准备，那么当分娩真正来临时，就不会因不了解而忧心忡忡，也就有足够力量去渡过阵痛的难关。相信当看到期待已久的小宝贝的可爱模样时，妈妈会感到之前所有的辛苦都是值得的。

分娩过程由子宫收缩开始，到子宫口开全至胎儿、胎盘娩出。按照产程进展的不同阶段，一般分为三个阶段。

第一阶段：宫口扩张期

这一阶段是指从产妇出现规律性的子宫收缩开始，到宫口开大10厘米为止。这一阶段时间很长，随着产程进展宫缩越来越频、越强，宫口扩张速度也会加快。

一般初产妇8～12小时，经产妇6～8小时，宫口扩张的速度不是均匀的。子宫收缩每隔2～3分钟出现一次，每次持续60～90秒钟。通常是身体、精神最为紧张的阶段。

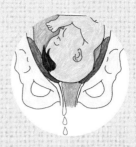

宫口扩张期

第二阶段：胎儿娩出期

这一阶段是指从宫口开全到胎儿娩出为止。此时子宫口开全，产妇有一种急欲生下孩子的感觉，这完全是一种不由自主的行为。

这一阶段初产妇需1～2小时，经产妇1小时以内。此时，产妇会感觉宫缩痛减轻，但在宫缩时会有不由自主的排便感，这是胎头压迫直肠引起的。每次子宫收缩的过程中，胎儿的头顶会从阴道口露出，子宫收缩停止，胎头即缩回，这样反复几次，胎儿的头慢慢地娩出直至胎儿身体全部娩出。

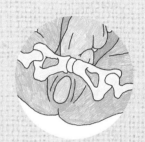

胎儿娩出期

第三阶段：胎盘娩出期

这一阶段是指从胎儿娩出到胎盘娩出的过程，一般在10～20分钟。

第二产程结束后，子宫会有几十分钟的休息时间，然后再度出现宫缩，这时子宫收缩的幅度明显增加，宫腔内部面积不断缩小，胎盘无法继续存在下去，随着最后的几次宫缩，胎盘最终与子宫分离、娩出。经过了前两个产程，产妇可能感觉不到这一阶段宫缩的疼痛。

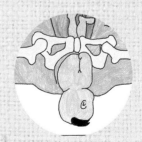

胎盘娩出期

准妈妈的准备

准妈妈最佳生育年龄

在24～29岁这一时期，女性身体发育完全成熟，卵子质量高，分娩危险小。若早于20岁怀孕生育，胎儿与发育中的母亲争夺营养，对母亲健康和胎儿发育都不好。超过29岁，遗传物质发生突变的机会随之增多，怀孕的概率会下降，而且容易患孕期并发症。

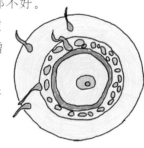

提前半年停止避孕

女性要提前6个月停服避孕药。这是因为在停药的前几个月，卵巢的分泌功能尚未恢复正常，子宫内膜也相对薄弱，不能给受精卵提供良好的孕床，因此，至少应提前6个月停药，以代谢体内残留的药物，恢复卵巢功能和子宫内膜的周期。对避孕栓、避孕药膜等化学药物，在有了明确的怀孕计划后，一定要停止使用，以免残留的化学药物危害精子的健康。女性在孕前的准备阶段，不妨选择避孕套、阴道隔膜这种不会损害精子和卵子的质量，并且可靠性也很高的方式作为过渡，选择最佳的卵子来孕育自己的宝宝。

准妈妈要控制体重

合理调整饮食

过胖或过瘦都是体内营养不均衡或缺乏锻炼造成的，一定要把控制体重作为怀孕计划中不可或缺的一项，无论过胖或过瘦都应积极进行调整，力争达到正常状态。体重过轻的女性，应增加优质蛋白质和富脂食物的摄取，多吃鸡、鸭、鱼、肉类、蛋类和大豆制品。

进行适度运动

生命在于运动。孕前锻炼不但可以消耗多余的脂肪，恢复适当的体重，防止孕期并发症的发生，对增强孕妈妈的体质也有重要影响。适度的运动不但能够促进体内激素的合理调配，还能确保受孕时体内激素的平衡，使受精卵能顺利着床。

准爸爸的准备

准爸爸最佳生育年龄

男性精子质量在27～35岁达到高峰，而且处于这个年龄段的男性智力成熟，生活经验比较丰富，会关心爱护妻子，有能力抚育好婴幼儿。男性过了35岁，体内的雄性激素也开始衰减，平均每过1年其睾丸激素的分泌量就下降1%。男性年龄过大，精子的基因突变率相应增高，精子的数量和质量都得不到保证，对胎儿的健康也会产生不利影响。

准爸爸要更加体贴妻子

对于准爸爸而言，妻子怀孕之后，不仅生理上发生变化，在心理上也会产生许多变化，如烦躁不安、唠叨、爱发脾气、对感情要求强烈或冷淡等。对于这些变化，准爸爸应当理解和体谅，并采取各种方法使妻子的心情愉快，顺利地度过孕产期。尤其要主动从事家务劳动，对妻子更加体贴，这样既可减少妻子的疲劳，又可增加妻子的欢愉。

调整性生活频率

人的精子必须通过附睾才能成熟，这个过程约需14天。如果性生活过频，将会使排出的精液中精子数量减少且发育不成熟。所以，要想受孕成功，性生活次数不能过频。性细胞不成熟，固然不能结合，但成熟过度也会失去结合能力。精子产生后，便离开睾丸来到附睾处，暂时贮存在那里。一旦贮存时间过长，精子的活力就会下降，甚至会导致死亡而被吸收。性细胞如果没有成熟，会直接影响受精过程的顺利进行。在计划怀孕的阶段里，要适当减少性生活的频率。准爸爸应通过增加健身的次数，以保证精子的数量和质量。

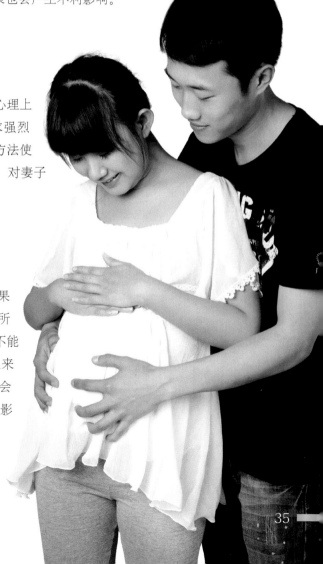

孕1月孕妈妈、胎儿的变化

孕妈妈的变化

怀孕并不是从精子和卵子的相遇开始的，而是从生成具有怀孕能力的卵子和精子的瞬间开始的。所以，怀孕期以40周计算，将准备产生新卵子的一周视为怀孕第一周。因此待孕妈妈从末次月经开始，应随时检查是否怀孕。平时细心的女性，这时就会意识到自己已经怀孕。如果出现月经该来而没来，基础体温连续14天处于高温期，那就很可能已经怀孕。怀孕后，体内的黄体素分泌发生变化，在黄体素的作用下，从食管到胃的括约肌松弛。这时孕妈妈会出现呕吐，同时伴有腹部不适，或者下腹部隐痛等症状。

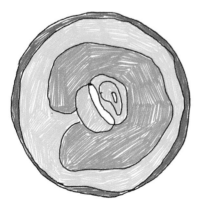 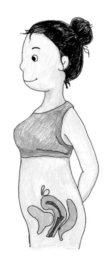

受精卵着床后，在怀孕的第三周开始进行细胞分裂，到第四周胚胎头部占身体长度的一半，下端长着尾巴，像只小海马。

胎儿的发育

精卵结合后，成为"合子"，当细胞数目达到150个左右时，即产生分裂；到了受精后5~6日时即分为内胚叶、中胚叶、外胚叶等三个细胞群，以便担任各种不同的职责，并完成人体内的各种部分。这期间，将成为胚子的胚盘，完成了羊膜、卵黄囊、羊水腔、胚外体腔等的分化，而且内含液体。而包藏这些东西的袋状物，即称为"胎囊"。直径为1~2毫米。另外，营养膜即将在胎盘与胎儿之间形成脐带，母体摄取酸素和营养。

此时的胚胎很小，但成长速度惊人。进入母体后的上亿个精子中，只有200多个精子能顺利到达输卵管，它们赢得了与卵细胞相遇的机会。此时的受精卵是一个肌肉质小圆盘，被一层厚厚的营养胚叶细胞包裹并保护着。

本月孕妈妈应这样吃

需要重点补充哪些营养

孕1月是胎儿神经发育的关键时期，准妈妈要重点补充叶酸，多吃绿叶蔬菜、水果，多吃富含蛋白质、维生素和无机盐的食物，适当吃点香蕉、鱼、坚果等。

蛋白质

对于怀孕1个月的准妈妈来说，本月蛋白质的供给不仅要充足还要优质，每天应摄取蛋白质60～80克，其中应包含来自鱼、肉、蛋、奶、豆制品等的优质蛋白质40～60克，以保证受精卵的正常发育。

糖类和脂肪

受孕前后，如果糖类和脂肪摄入不足，可能导致胎儿大脑发育异常，出生后智商下降。因此，怀孕第一个月应保证每天摄入150克以上的糖类。母体和胎儿需要的必需脂肪酸来自食物中的脂肪，特别在植物油中含量较高。

吃什么，怎么吃

孕早期的食物对你来说，不能用绝对的对与错来划分，不要百分百确定吃的一定要绝对有营养。比如非常想吃薯片，这可能是你的情绪因素大于身体的需要，如果吃了舒服就吃吧，只要控制好量是没有问题的。

掌握好食物的量

有的准妈妈会认为，怀一个宝宝，需要吃两个人的量，其实只有孕晚期需要多吃一点儿，其他时期只要比孕前多吃含836焦耳热量的食物就行，也就是只要比以前多喝一杯牛奶、多吃一个鸡蛋就可以，但一定要保持饮食健康、均衡。

吃流质和半流质食物

流质和半流质食物通过肠胃的时间较快，像粥、汤、酸奶、果汁等流质和半流质食物，能快速缓解妊娠反应。唾液对空胃的刺激较大，易引发呕吐，所以在吃易促进唾液分泌的干的食物之前，喝些流质食物能有效抑制恶心。

孕1周生活指导

准妈妈应注意晒太阳

　　要经常开窗通风，以保持室内空气新鲜，但应避免大风吹。准妈妈还应经常晒太阳，以便身体对钙、磷等重要元素的吸收和利用。天气好时，可到室外去走动，接触阳光，天气不好时，也可在室内有阳光的地方接受日光照射。冬季每天至少应晒太阳半小时以上。

要保持愉快的情绪

　　准妈妈和胎儿的神经系统虽然没有直接联系，但有血液物质及内分泌的交流，情绪变化会引起某些化学物质的变化。这一时期准妈妈的情绪波动很大，身体不适也会造成准妈妈心情烦躁，心理压力大，甚至会导致妊娠抑郁症。这时准妈妈一定要保持良好的心态，准妈妈要扩大支持你的朋友和家人的范围，让自己包围在爱和支持中。

关于HCG、黄体酮的知识

HCG即人绒毛膜促性腺激素，成熟女性因受精的卵子移动到子官腔内着床后，形成胚胎，在发育成长为胎儿过程中，胎盘合体滋养层细胞产生大量的人绒毛膜促性腺激素，可通过孕妇血液循环而排泄到尿中。当妊娠1~2.5周时，血清和尿中的HCG水平即可迅速升高，第8孕周达到高峰，至孕期第4个月开始始降至中等水平，并一直维持到妊娠末期。

黄体酮是由卵巢黄体分泌的一种天然孕激素，在体内对雌激素激发过的子宫内膜有显著形态学影响，为维持妊娠所必需。黄体酮临床用于先兆性流产、习惯性流产等闭经或闭经原因的反应性诊断等。

怀孕初期黄体酮值与HCG值，因个体差异不同，每个人的值会有所不同，正常情况下HCG上升至2500便可确认为宫内，（极少数情况下也会有宫外，如伴有腹痛，流血）孕初期HCG大于10000，一般可做双胞胎来看，（极少数情况下为葡萄胎，情况很严重，须及时救治。）黄体酮值25左右即可属于正常。因每个人受孕体质不一样，有习惯性流产和胎停的，建议孕初期可以去验血值，以便可以及时保胎，身体状况良好，没有特殊情况可不需要验血，可在7周后做B超确定胚胎发育情况，如胎芽，心管搏动。

怀孕后黄体酮低怎么办

1. 平时多吃一些含有维生素C的食物，帮助消化，预防动脉硬化，延缓衰老。

2. 吃天然大豆异黄酮和天然维生素E，但要注意一定要是天然的，只有天然的才无不良反应，有助于帮助改善。

3. 还可适当吃一些含果胶、膳食纤维丰富的桃子、草莓、柚子、鸭梨、猕猴桃等，不会导致血糖大幅度波动。果胶、膳食纤维能延缓葡萄糖吸收。

4. 口服黄体酮片、黄体酮胶丸和孕康颗粒，还有注射黄体酮针剂等。

怀孕早期HCG参考值

怀孕早期HCG的参考值如下 （单位：mIU/mL）	
0.2~1周	5~50
1~2周	50~500
2~3周	100~500
3~4周	500~10000
4~5周	1000~50000
5~6周	10000~100000
6~8周	15000~200000

孕2周生活指导

设计自己的孕期账单

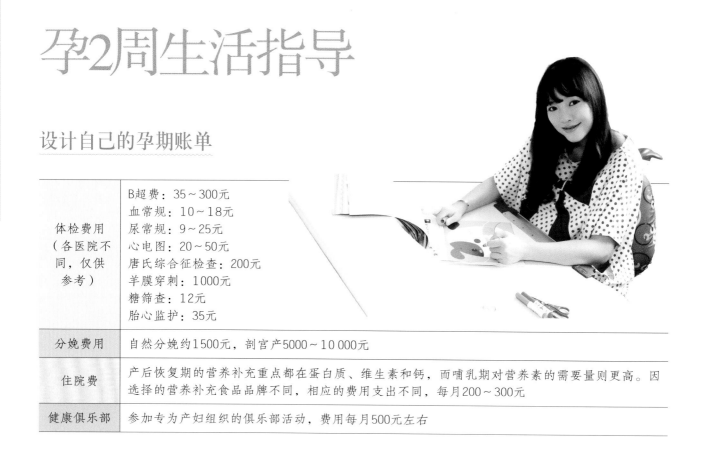

体检费用（各医院不同，仅供参考）	B超费：35～300元 血常规：10～18元 尿常规：9～25元 心电图：20～50元 唐氏综合征检查：200元 羊膜穿刺：1000元 糖筛查：12元 胎心监护：35元
分娩费用	自然分娩约1500元，剖官产5000～10 000元
住院费	产后恢复期的营养补充重点都在蛋白质、维生素和钙，而哺乳期对营养素的需要量则更高。因选择的营养补充食品品牌不同，相应的费用支出不同，每月200～300元
健康俱乐部	参加专为产妇组织的俱乐部活动，费用每月500元左右

为了胎儿要做的准备

准备胎教用品

等待是一种折磨，但是可以通过胎教的准备工作调整准妈妈和准爸爸的心态。

◎一张高质量的音乐光盘。

◎几本介绍怀孕知识的书籍。

◎学会几首欢快的童谣。

远离不利环境

胎儿是十分脆弱的，尤其是刚刚怀孕的时候，这个时期是胎儿发育的重要时期，孕1月准妈妈要特别注意远离不利于胚胎发育的环境。生活居室要保持清新爽洁。不要接触有毒物质，不要做X光等放射性检查。

准备一本胎教日记

送给宝宝最珍贵的礼物——胎教日记。

准备一本胎教日记，这将是用10个月的时间给宝宝的诞生准备的一份最珍贵的礼物。这本饱含准妈妈和准爸爸的爱和关怀写就的日记，将是宝宝一生的珍藏。

提前进行优孕准备

准妈妈健康的身体才是胎儿健康发育最大的后勤保障。适当的运动，简单的舞蹈，一些音乐舒缓的手语舞，在大自然中散步都非常有用，这段时间还应当保持适当的运动。

在孕早期，随着宝宝的到来，可能会带给准妈妈不适。这种不适会影响到准妈妈的心情，所以准妈妈需要学习静心呼吸法，帮助准妈妈保持平和、愉快的心情。

孕期要避免的常见误区

忽视孕前、孕期检查

一般来说，计划怀孕可以大大降低孕期风险，因为通过孕前检查，很多不利于胎儿的疾病都要先治愈才受孕。但是这并不意味着怀孕后的检查不重要。很多人会忽略早孕检查，受孕三个月后才到医院确诊妊娠，其实这很危险，因为孕早期是流产的高发时期，忽视了早孕保健，对母子健康极为不利，甚至可导致严重后果。

抗拒做B超

很多孕妈妈对孕期做B超持抗拒心理，担心放射性物质会伤害到腹中的胎儿，但并没有相关数据支持孕妈妈们的这一担忧。相反，孕期适当做B超对胎儿来说是有利无弊的，一些异常情况如宫外孕、畸形育等可通过B超得到及时发现。如宫外孕、肌行育等。

完全禁欲

有些女性一怀孕，因担心胎儿的安危就推行禁欲政策，导致夫妻关系紧张。其实，孕期是可以适当进行性生活的。除了怀孕期的前三个月和后三个月不建议有性生活，其他时间是可以考虑过性生活的。但是，有流产征兆、心脏和血压有问题的孕妈妈在孕期最好不要过性生活，宫颈有肌瘤、息肉，或者胎盘前置的孕妈妈孕期也最好不要有性生活。

如果丈夫提出要求，妻子也不应冷眼恶语，采取冷漠的态度，而应耐心劝说丈夫并采取非性生活等方式与丈夫亲近，不要因怀孕而冷落了丈夫。

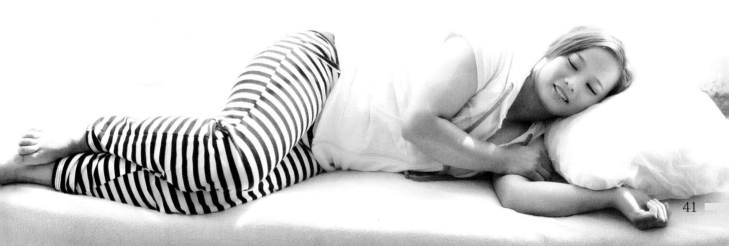

孕3周生活指导

如何判断自己是否怀孕

尽早知道宝宝是否来临有很多好处，比如可以提早对胎儿加以保护，避免有害因素影响，搞好优生。但怎样才能确定自己已经怀孕了呢？有很多方法都会帮助你获得答案。

早孕试纸测试法

怀疑自己怀孕后，可用市售的早孕试纸，按说明进行自我检测，而且在月经过期1天后即可测出结果，或在同房后7~10天进行检测，极为方便。

虽然许多试纸都表明女性在错过经期1天后便可测试，但事实上，这是因人而异的。为了让结果可靠些，最好还是在月经推迟两周后再做检测，而且用早起第一次排出的尿液检测，测出结果最准确。如果测试结果呈阳性但很不明显，你就该假设自己怀孕了，去医院检查一下吧。

早孕试纸的测试结果受很多因素的影响，虽然产生阳性结果不像阴性结果那样误诊率高，但也有不少非怀孕因素会导致测试结果呈阳性。

基础体温测试法

一般女性排卵前体温在36.5℃以下，排卵后体温上升0.3℃~0.5℃，但如果发现自己的基础体温持续保持高温两周以上，甚至像有轻微的感冒症状，便应该想到，这是有喜讯的征象。

去医院检查

B超检查

使用B超检查，最早在怀孕5周时就可从屏幕上看见子宫里幼小的胚囊，并可以见到妊娠环，若在妊娠环内见到有节律的胎心搏动和胎动，可确定妊娠，而且是活胎。B超对宫外孕也能准确诊断，既方便，又准确。

妊娠试验

通过妊娠试验，可以较早确诊早孕。通过血和尿中的HCG测定，就可判断是否妊娠。其实早孕试纸也是根据这个原理制作的。

妊娠试验分为尿妊娠试验和静脉血妊娠试验，后者灵敏度高，最早可在受孕后10多天检测出来。一般在停经35天左右，就会在准妈妈的血和尿中发现人绒毛膜促性腺激素（HCG），在60天左右达到高峰，之后逐渐下降。

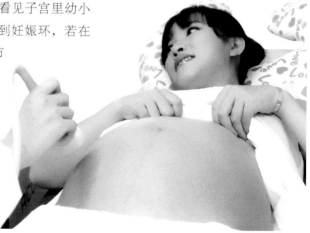

留心易被忽略的怀孕征兆

在你怀疑自己怀孕时，你的身体会自动验证是否正确。看看我们的身体是如何告诉自己已经怀孕了，这些早期的征兆因人而异。

月经没来	这是最明显的怀孕征兆，但有些与怀孕无关的原因也会导致月经不规律，比如紧张、疾病、体重较大的波动
疲倦	不再有足够的精力应付习以为常的活动。典型的表现就是下班后或在上班的时候最想做的事就是睡觉或特别想午睡
盆腔和腹腔不适	下腹到盆腔都感到不舒服，但如果只是一侧剧痛，就必须在产检时请医生仔细检查。腹部可能会出现微胀不舒服感
阴道微量出血	受精卵着床时会造成轻微出血，多数女性常常会误以为是月经来了
情绪不稳	怀孕早期大量的孕激素使准妈妈的情绪变化大，有时会情不自禁地流泪
恶心和呕吐	恶心、呕吐可能会误以为是感冒，有的人在怀孕3周后就感到恶心，大多数会在怀孕5～6周时才感到恶心。这种现象被称为"早孕反应"，在一天的任何时间都可发生，有的是轻微作呕，有的是一整天都会干呕或呕吐

早孕反应通常会在怀孕14～16周自行消失。

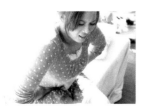
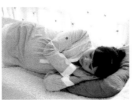
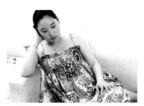

孕4周生活指导

自己推算预产期

月经规律者预产期的算法

末次月经月份减3或加9（月份小于3时），日数加7，例如末次月经为2010年3月10日，月数加9，日数加7，预产期为2010年12月17日。用农历计算，则月份减3或加9，天数加15。若月经周期为25天，则预产期为在原有天数上相应减5；若月经周期为40天，则预产期为在原有天数上加10。

根据B超检查推算

月经不规律或者忘记末次月经的女性可以去医院咨询专业医生来计算预产期。医生做B超时测得胎头双顶径间、头臀长度及股骨长度即可估算出胎龄，并推算出预产期。

根据基础体温曲线计算

将基础体温曲线的低温段的最后一天作为排卵日，从排卵日向后推算264～268天，或加38周。

根据胎动日期计算

如果你记不清末次月经日期，可以依据胎动日期来进行推算。一般胎动开始于怀孕后的18～20周。计算方法为：初产妇是胎动日加20周；经产妇是胎动日加22周。

威胁胎儿的药物有哪些

名称	危害
部分抗生素类药物	氯霉素可导致胎儿骨骼功能抑制和新生儿肺出血、灰婴综合征、骨髓抑制。链霉素和卡那霉素可导致肾脏受损和先天性耳聋。磺胺类药物可导致新生儿核黄疸和高胆红素血症
镇静药	氯氮会引起死胎、四肢畸形及发育迟缓，地西泮导致腭裂和唇裂，氯丙嗪会导致新生儿抑制和视网膜病变
降血糖药	格列本脲、甲苯磺丁脲、氯磺丙脲等药物在妊娠期间会导致流产、死胎和诸如先天性心脏病、唇腭裂、骨骼畸形、血小板下降等多发性畸形。建议有这方面需要的女性孕期可在医生的指导下使用胰岛素，远离降糖药物
抗癫痫药	这类药会引发胎儿早产、身体和智力发育迟缓及多发性畸形。这类药物包括苯巴比妥、丙戊酸钠、苯妥英钠等
抗甲状腺药	卡比马唑、丙硫氧嘧啶会引起先天性甲状腺功能不全、甲状腺肿大，以及呆小病和死胎等。此外，使用放射性碘剂也会使胎儿甲状腺功能低下
部分抗生素类药物	黄体酮、睾酮之类的激素可使女婴男性化。最为常见的性激素己烯雌酚可使女婴男性化、男婴女性化、性器官发育异常。肾上腺皮质激素有可能致使胎儿发生多发性畸形
解热镇痛类药物	这类药物包括安乃近、阿司匹林、感冒通、非那西丁等，以及含有此类成分的复方制剂。这类药可导致胎儿脑积水、畸形足、软骨发育不全、先天性心脏病，影响胎儿的神经系统和肾脏发育
抗肿瘤类药物	如白消安、氯甲蝶呤、环磷酰胺等具有很大的生物毒性，对孕妇本身的伤害就很大，对胎儿的危害就更大了，导致多发性畸形的危险相当高
抗凝血药物	像双香豆素等，有可能导致胎儿小头畸形
泻药与中成药	泻药在孕期建议禁止服用，有可能引起反射性宫缩，导致流产。中成药也并不是像很多人认为的那样安全，比如具有镇吐功效的中药半夏，在动物实验中就有导致胎儿畸形的情况发生

孕2月孕妈妈、胎儿的变化

孕妈妈的变化

出现类似感冒的症状

怀孕初期，孕妈妈就像患了感冒一样，全身无力、头痛、畏寒。即使不运动也常常感到疲劳。这是由于体内分泌大量的黄体素而导致的现象，这时应该充分休息，保持轻松的心情。

乳房胀痛

怀孕初期会出现各式各样的害喜症状，乳房的变化就是其中症状之一。就像月经前期一样，乳房肿胀，乳头变得敏感并伴有刺痛的感觉。乳头的颜色加深，乳房正下方的血管越来越鲜明。

子宫变大

怀孕前只有鸡蛋大的子宫，已经变得拳头大。虽然外表看不出怀孕的迹象，但是从此时开始体重逐渐增加，而且腰部曲线也消失。穿以前的衣服，会觉得非常紧。有时下腹部还有又硬又胀的感觉。

胎儿的变化

心脏开始跳动

虽然通过超声波无法听到胎儿的心跳声，但毋庸置疑，胎儿的心脏在不停地跳动。尽管还没有形成心脏的外观，但已经有了由两个血管结合而成的心室。小小的心室像痉挛一样反复收缩，喷出血液。

大脑快速发育

沿着胎儿脊椎，神经管闭合，而且在神经管一端形成了初期的脑室（大脑内部的空腔，腔内积满脑脊液）。同时，心脏管融合并开始收缩。此外，肝脏和胰脏、甲状腺、肺等器官也开始呈现出原始的形态。

面部日渐清晰

本来只有雏形的脸部变得更加清晰。突起的鼻子已经在一张一合地运动，能很清楚地看到小黑点一样的眼睛和鼻孔。胎儿的身体也发生了变化，头部将移动到脊椎上面，而且尾巴也逐渐缩短，手臂和腿部明显变长、变宽。

本月孕妈妈应这样吃

需要重点补充哪些营养

孕早期是妊娠反应最强烈的一个时期，常伴有呕吐、头晕、懒散等症状。所以这个时期的饮食是以口味清淡为主，多喝汤、粥，以减轻妊娠反应。怀孕第二个月所需营养，除了注意补充叶酸和蛋白质，还要注意钙和维生素D的补充。

补充糖类和脂肪

怀孕两个月，如果实在不愿意吃脂肪类食物，就不必勉强自己，人体可以动用自身储备的脂肪。此外，豆类食品、蛋类、奶类也可以少量补充脂肪。含淀粉丰富的食品不妨多吃一些，以提供必需的能量。

补充叶酸

叶酸是胎儿神经发育的关键营养素，孕2月是胎儿脑神经发育的关键时期，脑细胞增殖迅速，最易受到致畸因素的影响。如果在此关键期补充叶酸，可使胎儿患神经管的危险性减小。

孕妇每天补充400～800微克叶酸才能满足胎儿生长需求和自身需要。菜花、油菜、菠菜、番茄、蘑菇、豆制品、坚果中都含有丰富的叶酸。

吃什么，怎么吃

多吃能预防贫血的食物

本阶段对孕妇来说，最容易缺乏的成分就是铁。如果缺铁，就容易导致贫血，并会增加难产的可能性。如果怀孕初期服用补铁营养品，反而容易加重恶心和呕吐症状，所以应该尽量通过食物摄取铁质。富含铁质的食品有猪肝、鸡肝、牛肝、鱼类、贝类、豆类等，而且人体对于这些食品的吸收率也很高。

适当吃点补脑的核桃

准妈妈常吃核桃可防病健身，有利于胎儿健脑。

核桃含有丰富的不饱和脂肪酸，丰富的蛋白质，较多的磷、钙和各类维生素，还含有糖类、铁、镁、硒等。

多吃鱼

鱼类营养丰富，含有易被人体吸收的钙、碘、磷、铁等无机盐和微量元素，对大脑的生长、发育和防治神经衰弱症有着极高的效用，是准妈妈应当经常食用的美味佳肴。

本月产检重点

本月要进行一次较为全面的检查，通过检查，可以对孕妈妈和胎儿的健康状况有一个整体的了解。当不确定自己是否怀孕时，最好到正规医院里检查以便获得最准确的结果，还可以了解有关怀孕的常识，在受精3周后就能利用尿液检查得知准确的结果。

填表日期	年　月　日	填表孕周（周）	
孕　次		产　次	阴道分娩____次 剖宫产____次
末次月经	年　月　日	预产期	年　月　日
既往史	无　心脏病　肾脏疾病　肝脏疾病　高血压　贫血　糖尿病 其他_____.		
家族史	遗传性疾病史　精神疾病史　其他_____.		
个人史	吸烟　饮酒　服用药物　接触有毒有害物质　接触放射线 其他_____.		
妇科手术史	无_____　有_____		
孕产史	流产____　死胎____　死产____　新生儿死亡____　出生缺陷儿____		
身　高	厘米	体　重	____千克
体质指数		血　压	____毫米汞柱
听诊	心脏：正常 异常_____.	肺部：正常 异常_____.	
妇科检查	外阴：正常 异常_____.	阴道：正常 异常_____.	
	宫颈：正常 异常_____.	子宫：正常 异常_____.	
	宫颈：正常 异常_____.		

辅助检查	血常规	血红蛋白____g/L 白细胞____×10° /L		
		血小板计数____×10° /L 其他_____.		
	尿常规	尿蛋白____g/24小时 尿糖_____.		
		尿酮体____尿潜血____ 其他_____.		
	血型	ABO		血糖	____mmo/L
		Rh			
	肝功能	血清谷丙转氨酶____μ/L 白蛋白____g/L		
		血清谷草转氨酶____μ/L 总胆红素____μmol/L		
		结合胆红素____μmol/L		
	肾功能	血清肌酐____μmol/L 血尿素氮____μmol/L		
	乙型肝炎五项	乙型肝炎表面抗原____ 乙型肝炎表面抗体____		
		乙型肝炎e抗原____ 乙型肝炎e抗体____		
		乙型肝炎核心抗体____		
	阴道分泌物	未见异常 滴虫 假丝酵母菌 线索细胞		
		其他_____		
		阴道清洁度：Ⅰ度 Ⅱ度 Ⅲ度 Ⅳ度		
	梅毒血清学	阴性 阳性	HIV抗体检测	阴性 阳性
	心电图			
	B 超			

总体评估	正常_____ 异常_____
保健指导	个人卫生 心理 营养 避免致畸因素和疾病对胚胎的不良影响 产前筛查告知 其他_____
转 诊	无 有 原因_____ 机构及科室_____
处 理	

下次随访 日期	年 月 日	检查 单位		医生 签名	

孕5周生活指导

注意出行安全

　　怀孕第二月是胎盘不稳定期，很容易发生流产。孕妈妈一定要注意。上班时留出足够的时间，不要不顾一切地追赶即将启动的汽车，以免造成危险。出门时尽量避开高峰时段，这样路况就会好很多，人也不会那么多，使出行更便利。如果孕妈妈是有车一族，在这一阶段还是把准爸爸当"免费司机"吧。要知道，由于体内激素的变化，孕妈妈的心理状态不稳定，而且注意力分散，容易突然间产生困倦感。

不要洗热水浴

　　因为在怀孕的最初几周内，处于发育中的胎儿中枢神经系统特别容易受到热的伤害。如果洗热水浴或做蒸汽浴都可妨碍胎儿的大脑细胞组织生长。有调查显示：凡妊娠早期（两个月内）洗热水浴或蒸汽浴者，所生婴儿的神经管缺陷（如无脑儿、脊柱裂）比未行热水浴或蒸汽浴者大约高3倍。孕妈妈宜洗温水浴（水温在35℃左右）。

准妈妈应注意晒太阳

　　要经常开窗通风，以保持室内空气新鲜，但应避免大风吹。准妈妈还应经常晒太阳，以便身体对钙、磷等重要元素的吸收和利用。天气好时，可到室外去走动，接触阳光，天气不好时，也可在室内有阳光的地方接受日光照射。冬季每天至少应晒太阳半小时以上。

增进食欲的办法

在妊娠早期，孕妈妈会被一些生理反应，如恶心、呕吐、食欲缺乏、偏食等早孕反应折磨，严重者无法进食，引起各种营养素的缺乏，从而影响孕妈妈健康，甚至会导致胎儿发育畸形。

怀孕第二月时，孕妈妈妊娠反应比较大，即使面对一桌的佳肴，也难以激起孕妈妈的食欲，但孕妈妈这时所需要的营养却在增加，如何既让孕妈妈胃口大开，又能吃得有营养呢？

为防止因早孕反应引起孕妈妈营养不良，要设法促进孕妈妈的食欲，在食物的选择、加工及烹调过程中，注意变换食物的色、香、味，使孕妈妈摄入最佳的营养素。

食物烹饪的学问

烹饪过程中，要尽量减少营养素的损失，如洗菜、淘米次数不能过多，不能切后洗菜、泡菜，不能用热水淘米。又如蔬菜在烹饪过程中应急火快炒，与动物性食物混合烹饪时应加少量淀粉，因淀粉中有还原型谷胱甘肽，对维生素C有保护作用。在烹饪过程中多注意保留食物的营养成分，使得孕妈妈能更好地从日常饮食中摄取丰富的营养。

孕妈妈的营养配餐在烹调过程中，一定要注意油温不宜过高，还要注意植物油不能反复使用。

食物形态上的学问

在食物的选择上既要做到吸引孕妈妈的视觉感官，同时还要做到食物清淡爽口、富有营养。如番茄、黄瓜、鲜香菇、鲜平菇、鲜山楂果、苹果等，它们色彩鲜艳，营养丰富，易诱发孕妈妈的食欲。

食物选择的学问

选择的食物要易消化、易吸收，同时能减轻呕吐症状，如烤面包、饼干、大米或小米稀饭。干食品能减轻恶心、呕吐症状，大米或小米稀饭能补充因恶心、呕吐失去的水分。

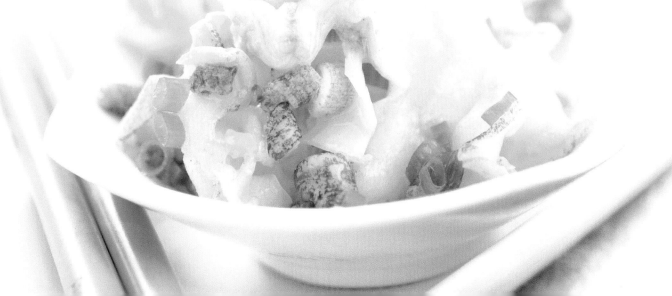

孕6周生活指导

孕妈妈的起居和心态

注意摔伤

我国北方冬季气温很低，地上常常结冰，准妈妈身体笨重，行动不便，极易摔跤和扭伤。因此，结冰季节，准妈妈尽量不要外出。外出时应特别小心谨慎，避开冰地，以防发生意外。

避免冷水刺激

准妈妈在洗衣、淘米、洗菜时不要将手直接浸入冷水中，寒冷刺激有诱发流产的危险。如果家里没有热水器，最好准备几副胶皮手套。

预防便秘

此时，因妊娠反应，许多准妈妈会很倦怠，懒得活动，再加上吃得也比较精细，极易引起便秘。一旦发生便秘，不要使用泻药，而应采取饮食调理，或外用甘油润肠等方法。

学会进行自我观察

注意自己是否有呼吸困难、心动过速、心胸疼痛等症状。一般来说，劳作后15分钟之内，心率可以恢复到劳作前的水平，则无心力衰竭的症状。如果准妈妈在工作或者劳动中，出现腹痛、阴道出血等情况，应及时卧床休息并去医院检查。贫血、甲状腺功能亢进、多胎妊娠、有习惯性流产史、妊娠高血压综合征、产前出血、早产史者，要特别注意休息，避免疲劳。

·小贴士·

避免观看刺激性节目

不要观看恐怖电影或带有大量暴力场面的电视剧，准妈妈心理及精神上的压力和紧张情绪会影响胎儿的发育，而孕2月又是胎儿发育的关键时期，准妈妈一定要避免过度的精神刺激。

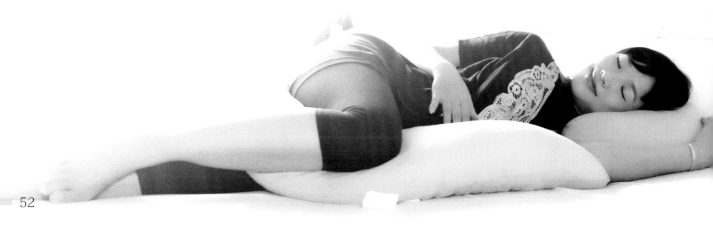

感冒了怎么办

胚胎期是胎儿各器官分化发育的时期，许多导致畸形的因素都非常活跃。在怀孕第四五周，心脏、血管系统最敏感，最容易受到损伤。如果孕妈妈不小心感冒了，且症状较重，会对胎儿造成严重的影响。孕妈妈一定要注意预防感冒，即使感冒了也不要惊慌，可以按以下方法进行治疗。

及时检查

如果孕妈妈在采取以上措施后，体温并没有下降，或者感冒还没有好转，就不应该再采取保守治疗，应该去医院采取积极治疗。

依靠免疫力

轻度感冒仅有鼻塞、轻微头痛者一般不需用药，应多饮开水，充分休息，依靠自身免疫力对抗病毒。

积极采取降温措施

如出现发热，体温达39℃以上，可用温湿毛巾擦浴或用30%的乙醇擦拭颈部、两侧腋窝，反复擦拭20～30分钟后测量体温，直至体温降至38℃以下。并注意卧床休息，多饮水，严重时到医院就诊，在医生指导下用药，切记不可盲目用退热剂类药物。

预防孕期流感的对策

流感在整个孕程当中是比较容易遇到的常见病，对胎儿的危害极大。孕妈妈怀孕期间身体的抵抗力下降，因而属于易感染和高发人群。

对策	做法
避免去拥挤的地方	应尽量避开拥挤热闹的公共场所，尤其是在每年流感的高发季节，外出时记得戴上口罩
保持良好的生活习惯	保持良好的作息与饮食习惯，不要过度劳累，多吃新鲜的果蔬。
注意口腔卫生	注意口腔和双手的卫生，常洗手和用淡盐水漱口。保持所处环境良好的空气流通、环境卫生等，如有必要，需要定期消毒
加强锻炼	适当的户外活动可提高孕妈妈的机体免疫力与适应季节变化的能力。

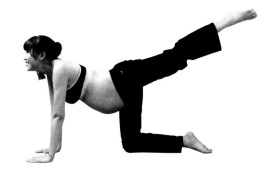

孕7周生活指导

如何改善"早孕反应"

"早孕反应"是怀孕期间的暂时性生理现象，并不是疾病，因此不需要过分紧张或焦虑，只要掌握以下的基本原则，就可以改善"早孕反应"所造成的不适。

从日常生活中加以调整

保持室内空气流通，新鲜的空气可减少恶心的感觉。另外，孕妈妈要远离厨房的油烟味，妊娠期最好让别人代劳煮饭做菜。远离较为呛鼻的气味，例如烟味、油漆味、鱼腥味等。穿着宽松的衣物，有助于缓解腹部的压力。睡觉时可将枕头垫高，减少发生食物反流的情形。早晨起床时不要突然起身，应该缓慢地下床。

Q 看到很多文章说姜对孕吐有很好的治疗作用，在孕吐期间一直保持吃姜制品是否对孕妇有不良作用？

A 可以吃，没有不良影响，但任何食物都不可过量食用，每日食用5克姜为宜。

猕猴桃富含B族维生素，孕期常吃猕猴桃，有利于预防胎儿各类生育缺陷和先天性心脏病。过敏性体质的孕妈妈要慎食。

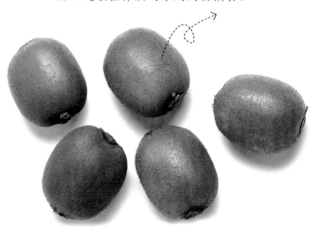

从饮食上加以调整

平常饮食要注意"少量多餐"，每2~3个小时就进食一次，选择富含糖类、蛋白质的食物为佳，避免吃油炸、油腻、辛辣、具有特殊或强烈味道的食物或不好消化的食物。在睡前可以吃一些食物，或喝一杯温牛奶，这样第二天起床才不会因为空腹而产生恶心的情形。

起床后可以先在床上吃点东西，然后再下床。如果孕妈妈对姜的味道不反感，则可食用姜汤，以改善恶心、呕吐的情形。孕妈妈饮水要适量，可改为分次饮用，比较不会出现呕吐的状况。

精神疗法

保持心情愉快，可安排一些轻松的活动，分散对于身体不适的注意力。此外，还要避免熬夜及过度紧张。此时，准爸爸更应该温柔体贴，一方面照顾好孕妈妈的饮食起居，尽量创造舒服温馨的家庭氛围；另一方面要耐心和准妈妈交流，帮助缓解她的紧张情绪，一同走过"早孕反应"期。

止吐药的使用

准妈妈在经由饮食与日常生活作息的调整之后，若仍然出现明显的"早孕反应"现象，则可与保健医师进行沟通，考虑是否需要服用止吐的药物。

一般来说，"早孕反应"是孕期的正常生理现象，并不是疾病，应该避免使用药物治疗，而从饮食、生活作息加以调整，保持心情的舒畅，才是最正确的处理方式。也可以在医生的指导下服用维生素B_6和铁剂，可减缓恶心的感觉。

孕早期可多做有氧运动

一般来说，怀孕期在16周之内，也就是四个月内的准妈妈要多做有氧运动。孕早期的女性如果想运动，游泳是一个非常好的选择，许多准妈妈会认为游泳太不安全，其实游泳是一种非常好的有氧运动。最重要的是，游泳让全身肌肉都参加了活动，促进血液流通，能让胎儿更好地发育。同时，孕期经常游泳还可以改善情绪，减轻妊娠反应，对胎儿的神经系统有很好的影响。

除了游泳之外，像快步走、慢跑、简单的韵律舞、爬爬楼梯等一些有节奏性的有氧运动，也可以由孕妈妈自己选择定期进行。但是，类似于跳跃、扭曲或快速旋转的运动应当尽量避免。日常的家务如擦桌子、扫地、洗衣服、买菜、做饭准妈妈都可以，但如果反应严重，呕吐频繁，就要适当减少家务劳动。

Q 运动真的对胎儿的智力发育有好处吗？

A 孕妇每天进行半小时的锻炼，就能使胎儿的IQ值上升。此前，也有研究指出，孕期进行有氧运动，可以使腹部氧气增多，对促进胎儿的大脑发育很有好处。

Q 都说孕期喝牛奶好，可是每次喝纯牛奶时间不长就会感觉反胃、想呕吐，这是正常反应吗？

A 牛奶的乳糖不好消化，有些人肠胃不太适应牛奶，称为"乳糖不耐症"，是正常现象，喝不下就不要勉强。

孕8周生活指导

准妈妈洗澡要注意什么

准妈妈在进行热水浴时，每次的时间应控制在20分钟以内为佳。

不同情况下的洗浴方法

水肿的时候：使用浴液洗浴，促进新陈代谢，缓解水肿症状。泡脚也可缓解水肿。

感觉冷的时候：交替使用温水和稍凉的水洗浴，促进新陈代谢，消除发冷的感觉。

腰痛的时候：臀部及以下身体泡在水中，促进腹部、臀部的血液流通，改善腰痛症状。

时间不要太久

在浴室内沐浴，准妈妈容易出现头昏、眼花、乏力、胸闷等症状。这是由于浴室内的空气逐渐减少，温度又较高，氧气供应相对不足所致。加之热水的刺激，会引起全身体表的毛细血管扩张，使准妈妈脑部的供血不足，严重者还可使胎儿神经系统的发育受到不良影响。

沐浴用品要温和无刺激

沐浴用品的选择，应该遵循中性、无刺激性、无浓烈香味、具保湿性质的原则，以免伤害准妈妈敏感的肌肤。不要使用香味太过浓烈的沐浴用品，因为其不但刺激性较强，闻起来也会不舒服，容易造成头晕；另外，浴室内也不要放置芳香剂，因为对准妈妈及胎儿都有刺激性，只需将浴室打扫干净、没有异味即可。

洗澡水的温度不能太高

据临床测定，准妈妈体温较正常上升2℃时，就会使胎儿的脑细胞发育停滞；如果上升3℃，则有杀死脑细胞的可能。而且因此形成的脑细胞损害，多为不可逆的永久性的损害，胎儿出生后可出现智力障碍，甚至可造成胎儿畸形，如小眼球、唇裂、外耳畸形等，所以准妈妈洗澡时，水温一定不能太高，应掌握在38℃以下，并最好不要坐浴，避免热水浸没腹部。

用食物预防和缓解便秘

补充水分

便秘通常是因为水分缺乏而形成小而硬的大便，大便无法顺畅地排出体外。为防止便秘，孕妈妈必须及时补充水分。一般情况下，水分摄取量每天以2~3升为准，选择优质水、纯净水或矿泉水都可以。为了避免肚子受凉，应饮用温水。

食用富含食物纤维的食物

食物纤维主要存在于蔬果类、豆类、全谷类和菌类等食物中，但也不能食用过多，以免引起肠胀气。每日蔬菜、水果与谷类、豆类食物进食比例是5∶6。

适当食用营养补助食品

改善便秘的营养品主要为乳酸菌。它含有抗菌物质和大量活性乳酸，具有促进消化的作用。不过，孕妈妈不要把食用营养品与吃饭等同，食用营养品只具有辅助的作用。孕妈妈在选择营养品的时候要注意质量，选择安全性高的产品。

具有通便作用的食物

马铃薯	马铃薯是一种营养全面且易消化的食物，有助于胎儿的发育，保护孕妈妈孕期健康。所含的粗纤维可促进胃肠蠕动和加速胆固醇在肠道内的代谢，具有降低胆固醇和通便的作用
玉米	玉米是粗粮中的保健佳品。其膳食纤维含量很高，能刺激胃肠蠕动，加速粪便排泄，对缓解便秘大有好处。当然，其还具有利尿、降压、增强新陈代谢、细致皮肤等功效
黄豆	黄豆含有非常优质的蛋白质和丰富的膳食纤维，有利于胎儿的发育，并促进孕妈妈的新陈代谢。同时，丰富优质的膳食纤维能通肠利便，有利于改善孕妈妈便秘
芋头	芋头营养丰富，是很好的碱性食物，它有保护消化系统、增强免疫功能的作用。孕妈妈常吃芋头，可以促进肠胃蠕动，帮助母体吸收和消化蛋白质等营养物质，还能清除血管壁上的脂肪沉淀物，对孕期便秘、肥胖等都有很好的食疗作用

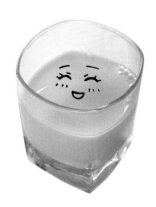

孕3月孕妈妈、胎儿的变化

孕妈妈的变化

开始感到腰酸背痛

随着子宫的增长，孕妈妈会感觉到整个身体都在发生变化。下腹部和肋部开始出现疼痛，双腿有些麻木，同时又紧绷得发痛，腰部也会逐渐酸痛。虽然这是正常的现象，但是如果疼痛时伴有出血状况就必须去医院治疗。越害怕疼痛对于疼痛就越敏感，所以最好保持平和的心态。

孕早期害喜症状逐渐消退

怀孕12～14周，害喜症状开始消退。当然，害喜症状比较严重的孕妈妈，还会持续到16周。如果害喜症状消失，就需要开始进行全面的营养管理了。

子宫上移到腹部

从怀孕12周末开始，子宫从骨盆移动到耻骨上方的腹部。随着子宫上移到腹部，膀胱的压迫会减轻，但是支撑子宫的韧带会收缩，因此容易导致腰痛。如果抚摩腹部，就会感觉到下腹部已经隆起。

胎儿的变化

形成手指和脚趾

怀孕第9周时，胎儿的尾巴开始消失，背部挺直。手臂逐渐变长，同时形成了手臂关节，所以可以随意弯曲，而且形成了手指和指纹。腿部开始区分为大腿、小腿和脚，同时形成脚趾。随着胎儿肌肉的发育，孕妈妈在进行超声波检查时能感受到胎动。

生殖器官开始形成

胎儿是经由脐带与胎盘连接并吸收养分的。此时胎儿双臂变得更长了，手腕也能熟练地弯曲或伸展了，并且已经开始形成脚踝，也就是说完全形成了脚部的所有器官。此时需要注意的问题是，虽已逐渐形成了生殖器官，但是还无法利用超声波检查来判断胎儿性别，所以还请孕妈妈耐心等待。

本月孕妈妈应这样吃

需要重点补充哪些营养

怀孕3个月还会有早孕反应的出现，所以饮食一般以清淡、容易消化的食物为主。可以少食多餐，每一顿稍微少吃点，多分成几顿吃，这样一是能促进吸收，二是能降低早孕反应的刺激。

保证糖类的摄入量

摄入量与上个月基本相同，脂肪可以动用人体的储备，但应保证糖类的摄入量。可以将各种米、面、杂豆、薯类等五谷杂粮混合烹调，也可将谷类与蔬菜、水果混合制作，既有营养又能增加食欲。

保证蛋白质的摄入

孕3月要尽量保证准妈妈的蛋白摄入量，可以多方面摄入，植物蛋白和动物蛋白都可以。

不要忽视维生素

在妊娠早期如果缺乏维生素A、B族维生素、维生素C、维生素D、维生素E，可引起流产和死胎。所以不要忽视维生素的摄入。

吃什么，怎么吃

饮食宜清淡

孕3月的准妈妈膳食仍以清淡、易消化吸收为宜，要少吃油腻的食物，应尽可能选择自己喜欢的食物，为保证蛋白质的摄入，可适当多补充一些奶类、蛋类、豆类、坚果类、鱼肉、贝类食物。

选择自己喜欢的食物

准妈妈应尽可能选择自己喜欢的食物，不必刻意多吃或少吃什么。若妊娠反应严重影响了正常进食，可在医生建议下适当补充综合维生素片。同时，为保证蛋白质的摄入量，在有胃口的时候应多补充些奶类、蛋类、豆类食物。

吃点粗粮

孕3月准妈妈容易发生便秘，应增加含纤维素较多的粗粮和富含膳食纤维的蔬菜的摄取，如地瓜、芹菜等。

本月产检重点：NT

　　颈后透明带（NT）扫描是评估胎儿是否可能有唐氏综合征的一个方法。在孕10～14周期间，在胎儿后颈部皮肤下面积聚的液体，能用超声波进行测量。所有的胎儿都有一些液体，不过，多数有唐氏综合征胎儿的颈后透明带更厚。

检查时间

　　颈后透明带扫描通常在孕11～13周+6天进行。11周之前扫描从技术上来讲很困难，因为胎儿太小了，而过了14周，过多的液体可能被胎儿正在发育的淋巴系统吸收。

检查方法

　　这种筛查主要是通过超声扫描来做，通常在你的肚子上做B超，但是也要看胎儿和子宫的位置，必要时要通过阴道B超来进行，这样可以看得更清楚。阴道B超对孕妈妈和胎儿都没有风险，也不应该有太多不适。

　　为了准确测定孕期，B超医师会测量胎儿的头臀长和颈后透明带的宽度。在B超下，胎儿的皮肤看起来像一条白线，而皮肤下的液体则看起来是黑色的。这个阶段胎儿看上去很清晰，还能看到他的头、脊柱、四肢、手和脚。虽然一些主要的畸形也许都能在这次B超中排除，但是仍然建议孕妈妈在20周的时候做一个详细的B超。

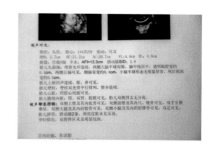

测量结果

　　结果立即就可以知道。在检查结果报告单中，能够看到胎儿颈后透明带的厚度值，如果结果异常，请一定咨询医生。

正常状态

　　颈后透明带通常随胎儿的生长而相应增长。在我国，医生认为颈后透明带大于3毫米为异常。

临界状态

如果颈后透明带较厚，并不意味着胎儿一定有问题。一些正常的胎儿的液体也较多。但十有八九测量值在2.5~3.5毫米之间的宝宝都是完全正常的。

反常状态

颈后透明带越厚，胎儿患病的风险越高。具有很高的唐氏综合征以及其他染色体、遗传综合征和心脏问题的风险。

应对措施

虽然大约1/20的女性会得到高危的结果，但绝大多数都会生下健康的宝宝。即使为1:5的高风险，仍然有4/5的宝宝不是唐氏儿。不过，一旦被注上了高危的标记，很可能会很焦虑，并且不知道该怎么办。

唯一确切了解你的宝宝是否有唐氏综合征或其他缺陷的方法是做一个绒毛活检或羊水穿刺这样的诊断性检测。做这种决定会非常困难，你不必非得仓促行动。颈后透明带扫描的一个好处是它的检测时间在孕早期，这个时候还有可能做绒毛活检，并及早知道结果。

检查可信度

一项针对10000多位孕妈妈的大型研究发现，大约有75%患唐氏综合征的宝宝通过这一方法被正确识别出来。如果再结合验血，这种识别率能提高到90%左右。但是为了达到这种识别率，一定要精确测量颈后透明带。我国的超声医师都需要参加影像学考试并取得合格证才能做B超，通常做颈后透明带扫描的医师也会相对固定。

患病风险评估

所有女性都有生出患唐氏综合征宝宝的风险，而且这种风险会随着年龄的增加而上升。首先，统计数据会显示与准妈妈年龄有关的风险，这称为背景风险。其次，是B超中得出的测量值，是孕妈妈自己在这次怀孕的个体风险。这个新的风险值可能高于或低于你的背景风险。

孕9周生活指导

注意居室卫生

理想的居室应该具备这些条件：室温20℃～25℃、空气清新、通风性好、室外绿化好、空气无污染、无噪声。

卧室坐北朝南，冬暖夏凉，有充足的阳光照射比较理想。阳光中的紫外线能促使身体内产生维生素D，增强肠道对食物中钙、磷等矿物质的吸收。钙、磷充足，能使孕妈妈不患骨软化病，胎儿不患先天性佝偻病。因为窗玻璃能吸收紫外线，所以最好打开窗户使阳光直接照到室内。室内空气流通，可以减少空气中病原微生物滋生，预防传染病的发生。即使在冬天，也要常常开窗换气。

居室人员过多时更要注意通风，有呼吸道传染病流行时，应少接触来访客人。同时，要及时消灭室内的蚊蝇。

孕妈妈衣服的选择

上衣

上衣的质料应该是柔软的纯棉面料或丝织品、麻织品等，式样宜简单宽松，穿着后双臂可以自如地活动。并且注意别束缚胸部，也不能压迫腹部，否则对胎儿的生长不利。鉴于这些衣服在孕期结束后就没有用处了，所以最好不要盲目添置或买太昂贵的服装。

新买来的衣服尤其是内衣一定要清洗并经阳光暴晒之后再穿用，这样可以减少接触有害染料的机会，被细菌侵害的可能也会低得多。

背带裤

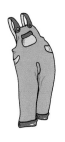

背带裤是现在孕妈妈较为喜欢的一种裤装。春夏时节，长裙较为合适，而秋冬季节最好穿长裤。但要注意，紧身裤不论什么季节都不合适穿着。

风衣

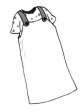

随时准备一件风衣，这比较合适，以备必须外出时穿着。另外，在孕妇装"难登大雅之堂"时，一件合身的宽敞的米色风衣，就是绝佳的外出服了。

袜子

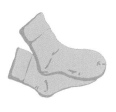

孕妈妈的袜子，无论是长袜还是短袜，袜口都不要太紧，尤其是在妊娠后期。并且还要选择舒适透气的棉质袜子。

内裤

内裤的选择，最好选择能把腹部完全遮住、易于穿脱的内裤。并且孕期中容易出汗，阴道的分泌物也增多，所以要选择具有良好透气性、吸湿性强、容易洗涤的材料制品。冬季时，考虑到保温，最好选用纯棉的。并且内裤不要用松紧带勒紧腹部和大腿根，否则对孕妇和胎儿都不利。

覆盖式内裤　　　　固定式内裤　　　　下开口式内裤

胸罩

胸罩的选择应选择前开扣式的，这样在检查时、喂奶时都比较方便。也可以选择有伸缩性的布料，从下向上戴的，以及肩带式或比较肥大的乳罩。

 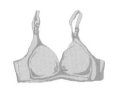 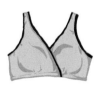

前开扣式胸罩　　　上开扣式胸罩　　　无开扣式胸罩

鞋子的选择

首先要考虑安全性，选择鞋子时应注意以下几点：

1	脚背部分能与鞋子紧密结合
2	有能牢牢支撑身体的宽大的后跟
3	鞋后跟的高度在2～3厘米
4	鞋底上带有防滑纹
5	能正确保持脚底的弓形部位

按照上述条件，高跟鞋、容易脱落的凉鞋等都不适宜。后跟太低的鞋子也不好，震动会直接传到脚上。随着怀孕时间的增加，脚心受力加重，会形成扁平足状态，这是造成脚部疲劳、肌肉疼痛、抽筋等的原因。可用2～3厘米厚的棉花团垫在脚心部位作为支撑，这样就不容易疲劳。到了怀孕晚期，脚部水肿，要穿稍大一些的鞋子。

Q 孕妇可以穿4～5厘米的坡跟鞋吗？

A 坡跟鞋的款式对准妈妈来说倒是很适合，不过鞋跟的高度应该为2～3厘米。

63

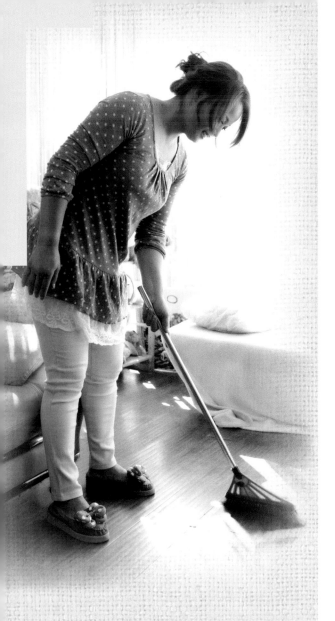

孕10周生活指导

怀孕后也可以做的家务

准妈妈在妊娠期间坚持适宜的家务劳动，对母子健康都有益。适度的家务劳动能增强准妈妈体质，提高免疫功能，有效地防止多种疾病的发生。

从事一般的擦、抹家具，扫地、拖地等劳作是可以的，但不能登高，不能搬抬笨重家具，更不可以蹲着压迫肚子。

出去购物对准妈妈有许多好处，比如可以使准妈妈心胸开阔，也可以锻炼身体，因为购物走路，相当于散步。但也要注意，不宜行走过多，速度不宜快，不要穿高跟鞋，购物不宜过多，不能太重，一般不超过5千克为宜。

避免在人流高峰时间去挤公共汽车，不宜到人群过于拥挤的市场去。另外在寒潮、大风等天气时不宜外出。特别是在流感和其他传染病流行时，更不要到人群密集的地方去。

总之，准妈妈不能什么也不做，而是要做适宜的家务，但需对危险因素加以避免，这样就能保证准妈妈的孕期生活健康而有意义。

Q 在做家务活的时候可以进行胎教吗？怎样做比较好？

A 孕妇在做家务活的时候可以进行胎教。由于有些孕妇没有太多空余时间，那么边做家务活边进行胎教不失为一种好方法。合理地安排家务，既能够融语言胎教于家务活中，又能使孕妇在做家务时更有乐趣。

看似卫生的不卫生习惯

日常生活中经常会犯一些看似卫生，实际却不卫生的错误。由于孕期是一个比较敏感的时期，虽然不提倡洁癖，但是在平常的生活中确实存在被孕妈妈遗漏的卫生死角，建议孕妈妈将这些问题重视起来，这将对整个孕期的顺利度过起到一定的作用。

用看似洁白干净的纸包裹食品

这样做的危害是有些白纸在生产的过程中加入了漂白剂，食品与漂白剂接触后发生的一系列化学反应会产生有害物质，这些物质很容易污染食品。

用毛巾擦拭餐具

我们平时用来饮用、洗涤的自来水都是经过严格净化处理的，冲洗过的水果或餐具不会被水污染，而毛巾上面却是容易滋生细菌的地方，所以洗过的水果和餐具不建议用毛巾擦干。

将水果腐烂的地方挖掉一样吃

这一点已经引起了很多人的重视，吃腐烂的水果有导致人体细胞突变而致癌的危险。这里提醒准妈妈即便再昂贵的水果，只要有腐烂的地方，无论坏了多少，整个水果都不能再吃了。再者，水果储存到这种程度已无营养可言，吃了不但等于没吃，里面大量繁殖的细菌和微生物反而会对人体造成威胁。

Q 怀孕可以吃棒冰吗？

A 冰的东西最好不要吃。饮食最好以新鲜、卫生、温热为宜，不宜吃辛辣、生冷的东西。

孕11周生活指导

孕妈妈忌用的化妆品

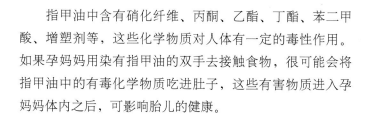

增白霜

　　增白及祛斑类除色素化妆品中，一般都含有无机汞盐和氢醌等有毒的化学药品，它们很容易被正常皮肤吸收，并且可以积聚，经常接触汞，染色体畸变率升高。汞可与核蛋白结合引起染色体畸变，还可以通过抑制超氧化物歧化酶的作用让细胞内自由基形成增多，导致DNA分子损伤。

　　更可怕的是，这些有毒物质可经母体胎盘转运给胎儿，导致胎儿蛋白质分子变性和失活，使细胞生长和胚胎发育速度减慢，导致胚胎异常。

指甲油

　　指甲油中含有硝化纤维、丙酮、乙酯、丁酯、苯二甲酸、增塑剂等，这些化学物质对人体有一定的毒性作用。如果孕妈妈用染有指甲油的双手去接触食物，很可能会将指甲油中的有毒化学物质吃进肚子，这些有害物质进入孕妈妈体内之后，可影响胎儿的健康。

染发剂

　　据国外医学家调查，染发剂不仅可以使孕妈妈患皮肤癌，还可以导致胎儿畸形。所以孕妈妈不宜使用染发剂。据有关资料报道，染发剂对胎儿有致畸、致癌作用。有些孕妈妈对化妆品会产生严重的过敏反应，头部和面部出现皮疹、发痒，眼睑甚至整个颜面部肿胀，无法睁眼，因此，引起先兆流产者并不罕见。

口红

　　口红多含有油脂、蜡黄、颜料等。油脂为羊毛脂，是一种天然的动物脂肪，是从漂洗羊毛的废液中提炼回收的。它能渗入人体皮肤，具有较强的黏合性，可以吸附空气中飞扬的尘埃、各种金属分子、细菌和病毒，经过口腔进入体内，一旦抵抗力下降就会染病。其中有毒、有害物质以及细菌和病毒还能通过胎盘对胎儿造成威胁。

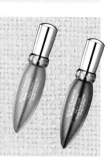

冷烫精

据法国医学专家多年研究，女性怀孕后，头发变得非常脆弱，而且非常容易脱发。此时，如果用化学冷烫精烫发，更会加剧头发脱落。此外，化学冷烫精还会影响胎儿的正常发育，少数孕妈妈还会对此产生过敏反应，因此，孕妈妈不宜使用化学冷烫精。

口腔卫生很重要

准妈妈如果有口腔疾病，不仅容易引发并发症，而且还会影响胎儿发育，为了准妈妈和胎儿的健康，请准妈妈注意口腔护理。

使用软毛牙刷

很多准妈妈不会对刷牙这样的小事重视。有些准妈妈抱怨道："刷牙的力度稍微一用力就会出血。而如果不用力，牙齿上便会残留牙石或软垢。"其实这种情况并不难解决，准妈妈只要用软毛的牙刷以及温水即可，在对牙刷的选择上，准妈妈要挑选那些刷毛软且刷头小的产品。

保持口腔卫生

1.在孕期经常去口腔科进行检查，彻底洗牙。如果有龋齿、牙龈炎、牙周炎，应及早进行治疗。

2.如果患有口腔炎、口角炎，应多摄取维生素B_2；牙龈出血，多吃富含维生素C的食物。

3.平时可做上下叩齿动作。这样不仅能增强牙齿的坚固性，同时可增加口腔唾液分泌量，其中的溶菌酶具有杀菌、洁齿作用。

不要使用药物

准妈妈如果牙齿出现病症，要避免的药物有镇静剂、止痛药、抗生素，尤其是四环霉素，它会导致胎儿的牙齿生长发黄。

无论使用何种药物，都必须听从医生的建议。

做好口腔检查

准妈妈除了要做常规的血常规检查、尿常规检查、肝肾功能检查、超声检查外，最好还要进行口腔检查。当准妈妈进入妊娠期的时候，很容易发生口腔疾病。所以当准妈妈发生口腔疾病时，不仅容易引起并发症，而且还会影响胎儿的正常发育。另外，为了保护胎儿的发育，准妈妈还不能用药，这会加大口腔疾病给准妈妈带来的痛苦。为了自己和胎儿的健康，请注意口腔护理。

孕12周生活指导

掌握正确的姿势与动作

上下楼梯时

准妈妈上下楼梯时，要看清楼梯，一步一步地慢慢上下，整个脚掌都必须踩在楼梯上，不可只用脚尖踩楼梯，也不要弯腰或过于挺胸腆肚，只需伸直背就行。注意千万别踏偏或踏空，踩稳了再走，如有扶手，一定要扶着扶手走。

上楼梯时，为了保持脊柱挺直，这时准妈妈的上半身应向前略微倾斜，眼睛看上面的第三至第四级台阶。一开始可能会觉得很难做，但经过反复练习，一定能熟练掌握正确的走路姿势。

打扫卫生时

不要登高打扫卫生，也不要搬抬沉重的东西。这些动作既危险又压迫肚子，必须注意。

弯着腰用抹布擦东西的活也要少做或不做，千万不能长时间和冷水打交道。因为突然受到冷水刺激易导致流产。不要长时间蹲着，因为长时间蹲着，易压迫腹部，也容易导致流产。

购物时

购物会使准妈妈的心胸开阔且心情放松，而且走路等于散步，也是一种很好的锻炼。但应注意购物时不要行走过多，行走速度不宜过快，更不要穿高跟鞋，注意一次购物不宜过多。

行走时

准妈妈走路时应双眼平视前方，把脊柱挺直，身体的重心要放在脚后跟上，踏地时应由脚跟至脚尖逐步落地。

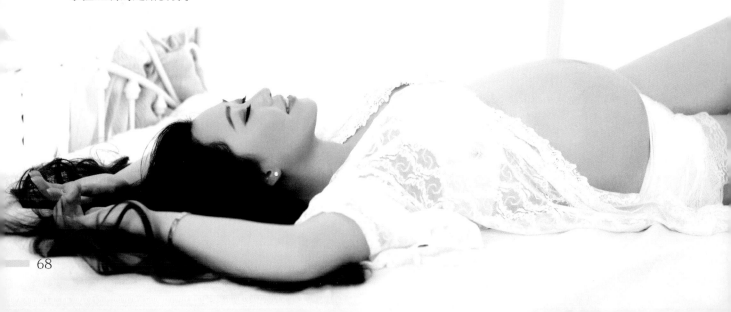

预防流产

随着子宫的增大而挤压膀胱，很容易导致频尿，有时还会伴随排尿不畅。这种现象将一直持续4个月，直到子宫移位到膀胱的上面。此时胎儿着床还处于不完全的状态，为防止流产，悉心照料比什么都重要。

警惕阴道出血

孕早期由于准妈妈与胎儿还没有建立起非常牢靠的关系，这时一定要多加防护，密切注意身体的异常反应。

一旦发生阴道出血，务必引起重视，及时到医院检查。

以下情况容易导致阴道出血：

1.先兆流产、宫外孕、葡萄胎、宫颈糜烂等都伴有阴道出血现象。

2.宫颈癌也有引起孕期阴道出血的可能性，可通过孕早期宫颈涂片判断出来。发生宫颈癌的概率很低。

远离不健康的饮食

远离烟酒，远离易造成流产的食物，比如螃蟹、甲鱼、芦荟等，不吃辛辣的食品，尽量少食多餐，须保证大便通畅，避免肠胃不适。维生素E具有保胎的作用，它广泛存在于松子、核桃、花生、豆制品之中，不妨多加食用。

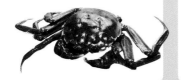

胚胎发育不全

大多数的自然流产都是胚胎发育不健全导致的。这其中60%～80%的情况是因为受精卵有问题或染色体异常。出现这种情况时准妈妈一定要理性看待，这并不能说明什么，只是大自然赋予人类生殖的一种优胜劣汰原则决定的。

避免突然刺激

准妈妈在妊娠早期一定要远离精神刺激性较强的电视、电影、读物等，以免造成精神紧张导致流产。

预防流产的一些要点	
1	排尿时如果出现疼痛，要及时诊断，以免患膀胱炎，平时尽量不要憋尿
2	随着子宫的增长，准妈妈下腹部和肋部开始出现疼痛，若疼痛时伴有出血状况就必须去医院治疗
3	外出的时候一定要穿袜子和保暖内衣，以免着凉导致流产
4	拿重物有可能造成流产，不要拿重物，上台阶一定要注意慢走
5	为防止滑倒，最好穿鞋跟较矮的鞋子

第1次产检（12周）

如果准妈妈在上个月没有去医院进行全面检查并建档，那在这个月就必须去了。

这个月还可以进行绒毛膜取样检查，绒毛膜取样检查最佳时间为怀孕第9～12周。此项检查能在较早期诊断出胎儿遗传和生化方面是否异常，准妈妈可以通过这一检查尽早知道结果以便作出是否继续妊娠的决定。但绒毛膜取样检查不能检查出某些先天畸形，如神经管畸形、先天性心脏病等，以及胎儿肺的成熟度等。

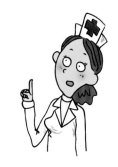

产前随访记录表	
孕周	
随访日期	
主诉	
体重(千克)	
血压(毫米汞柱)	/
宫高(厘米)	
腹围(厘米)	
胎位	
胎心率(次/分)	
血红蛋白(克/升)	
尿蛋白	

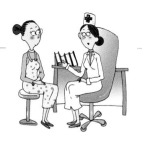

产前随访记录表

其他辅助检查			
指导	个人卫生		
	膳食		
	心理		
	运动		
	自我监测		
	分娩准备		
	母乳喂养		
下次随访日期			
医院名称			
医生签名			

孕4月孕妈妈、胎儿的变化

孕妈妈的变化

胸部变大，出现静脉曲张

怀孕前，乳房的重量为200克左右。随着怀孕进程向前推进，逐渐长大，到了怀孕后期，就会达到平时的2~4倍。由于乳腺的发达，孕中期还能触摸到肿块，甚至还伴随着疼痛。另外，乳房表皮的正下方会出现静脉曲张，乳头的颜色变深。

此时期开始出现妊娠纹

怀孕后，腹部、大腿、臀部上开始出现妊娠纹。有些孕妈妈的妊娠纹会很明显，而有些孕妈妈则不会出现妊娠纹。体重突然增加时，会出现妊娠纹，这些妊娠纹在分娩后会淡化，但是不会消失。不要为消除妊娠纹而乱涂抹软膏或化妆品，因为如果这些东西中含有激素成分，就会透过皮肤影响胎儿。此外，用力按摩妊娠纹部位，会导致子宫收缩。因此，应该避免对妊娠纹部位进行按摩。

下腹部明显增大

随着食欲的增强，体重会迅速增加。孕中期，身体也已经适应怀孕，所以富有活力。此时，下腹部会明显变大，臀部和全身都会长肉，所以孕妈妈要注意调整体重。

胎儿的发育

身体各器官开始归位

胎儿的身体组织和器官以更快的速度成熟。刚开始以脐带形态存在的各器官，逐渐移动到胎儿腹部凹陷的部位。

可以区分出性别了

随着生殖器官的发育，男女生殖器官的区别更加明显。男婴开始形成前列腺，而女婴的卵巢从腹部移到骨盆附近。女婴的卵巢中生成了200万个原始卵子，而且逐渐减少，最后出生时只剩下100万个左右。

出现呼吸的征兆

胎儿开始对光线敏感，出现了呼吸的征兆——打嗝。但是胎儿的各种器官还充满着液体，所以听不到打嗝的声音。

本月孕妈妈应这样吃

需要重点补充哪些营养

怀孕4个月开始，胎儿平均每天体重增加10克。这时应考虑在三餐之外，再加些其他食品作为辅助，以保证充足的营养供给。

摄入足够的钙

从这个月，胎儿开始长牙根，需要大量的钙元素。若钙的摄入量不足，准妈妈体内的钙就会向胎体转移，从而造成准妈妈小腿抽筋、腰酸背痛、牙齿松动等症状，胎儿也往往牙齿发育不健全。奶和奶制品是钙的优质来源，而虾皮、海带、大豆等也能提供丰富的钙质。

要增加摄入锌

缺锌还会造成准妈妈味觉、嗅觉异常，食欲缺乏，消化和吸收功能下降，免疫力低下。准妈妈们可以观察自己是否出现了上述症状，或是观测症状的轻重程度，来决定需要补充哪种无机盐或者微量元素。

含锌量较高的主要是牡蛎和生蚝，而口蘑、芝麻等的锌含量也不低。锌也要适量，每天膳食中锌的补充量不宜超过20毫克。

吃什么，怎么吃

从这个月开始，胎儿开始迅速生长发育，每天需要大量营养素，因此要尽量满足胎儿及母体营养素存储的需要，避免营养不良或缺乏影响胎儿及母体健康。

膳食纤维摄取很重要

食物纤维可以软化分解大便，促进肠蠕动，能有效地预防便秘、痔疮等。食物纤维主要存在于蔬果类、豆类、全谷类和菌类中。平时饮食要有规律，多食用牛蒡、糙米、地瓜等含膳食纤维的食物能预防便秘。

饮食要重视质，而非量

在这个时期，准妈妈会快速消耗大量的热量，因此应该摄取充分的蛋白质和热量。蛋白质尤其能提供胎儿和胎盘成长时非常重要的氨基酸，所以应该大量摄取蛋白质。在此时期，准妈妈每天最好吸收50克左右的蛋白质。

本月产检重点：
唐氏筛查

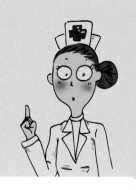

唐氏筛查是一种通过抽取孕妈妈血清，检测母体血清中甲型胎儿蛋白、绒毛促性腺激素和游离雌三醇的浓度，并结合孕妈妈的预产期、体重、年龄和采血时的孕周等，计算生出先天缺陷胎儿的危险系数的检测方法。

筛查程序

第一孕期唐氏症筛查

这项检查主要在孕妈妈怀孕10～13+6周时应用"超声波"和"抽血"两种筛检方式。通过超声波可以清楚地测量胎儿的颈部透明带厚度，加上验血，测量母体血清中的血浆蛋白A值和绒毛膜促性腺激素等数值，来估算胎儿罹患唐氏症的风险。

第二孕期唐氏症筛查

孕妈妈在第15～20周时接受抽血，医院会检测血清中的甲型胎儿蛋白、绒毛膜促性腺激素、游离雌三醇和抑制素等值，再配合孕妈妈的年龄、怀孕周数和体重，计算出胎儿罹患唐氏症的风险。

绒毛膜取样术

孕妈妈要进行此项检查时，务必先与医生仔细讨论，因为这属于侵入性检查，即需从发育中的胎盘取得一些细胞样本。当孕妈妈接受第一孕期筛检后，若胎儿的颈部透明带超过3毫米，可考虑直接做绒毛膜取样来检验染色体。

羊膜穿刺检查

这也是属于侵入性的检查，但其风险比绒毛膜取样术来得较小。通过抽取孕妈妈子宫内羊膜腔的羊水，进行检测，能得知胎儿的染色体是否有异常状况，进而得知有无可能患唐氏症。需要14天才能得知结果，其准确率高达99%以上。

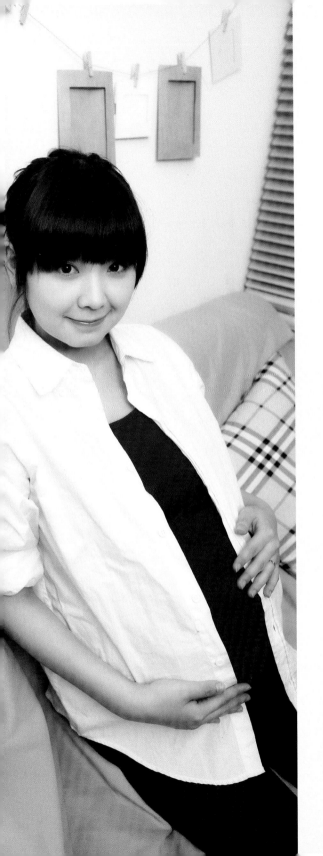

唐氏筛查的注意事项

筛查时间：最佳时间是在孕15~20周。

检查前的准备：做唐氏筛查时无需空腹，但与月经周期、体重、身高、准确孕周、胎龄大小有关，最好在检查前向医生咨询其他准备工作。

检查原则

通过经济、简便和无创伤的检测方法，从孕妇中发现怀有某些先天缺陷儿的高危孕妇，以便进一步明确诊断，最大限度地减少异常胎儿的出生率。所说的产前筛查通常是指通过母血清标志物的检测来发现怀有先天缺陷胎儿的高危孕妇。

进行唐氏筛查的时间有两个时期：怀孕的第9~13周，称之为孕早期筛查，怀孕的第14~21周+6天，称之为孕中期筛查。无论早中期，一般抽血后一周内孕妇即可拿到筛查结果，如结果为高危也不必惊慌，因为还要进一步通过绒毛活检（早期）或羊水穿刺（中期），从而进行胎儿染色体核型分析检查才能明确诊断。

检查时间

阶段	时间
孕早期	9~13周
孕中期	14周天~21周+6天，最好是在16~18周之间

孕13周生活指导

从头到脚美丽呵护

孕妈妈在怀孕期间，要给予自己头发、皮肤、牙齿、脚特别的呵护。要知道怀孕的女人也可以很美。

秀发的护理

孕期孕妈妈要勤洗头，少梳头，减少油脂的分泌。当头发枯燥时，要适量给头发做些营养，每周一次即可。对于孕妈妈来说，最好保持简单易梳理的发型。

牙齿护理

孕妈妈每天至少要刷两次牙。牙刷要选用软毛的，这样不容易引起牙龈出血。当不能刷牙时，咀嚼无糖口香糖也能防止产生嗜菌斑。

面部护理

对手面部的护理，昂贵的护肤品并不重要，保持始终如一的清洁，对皮肤的健康才是最关键。孕妈妈每天至少要清洗面部一次，选用适合自己肤质的洁面乳，最好不要用肥皂。

减少妊娠纹

孕妈妈在孕期要适量饮食，避免体重增加过快，产生妊娠纹。在乳房和肚皮上要经常用乳液或维生素E油按摩，以增加皮肤的弹性。

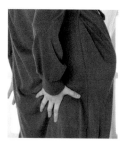 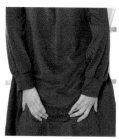 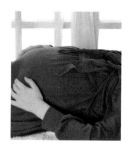

从膝盖内侧到臀部进行按摩。 从大腿处由下向上，托起臀部。 用手掌在腹部以画圈的方式轻轻按摩。

Q 在做家务活的时候可以进行胎教吗？怎样做比较好？

A 孕妇在做家务活的时候可以进行胎教。由于有些孕妇没有太多空余时间，那么边做家务活边进行胎教

小心滴虫性阴道炎

一旦孕妈妈患了阴道滴虫病，往往继发其他细菌感染，感染可由阴道上行蔓延到子宫腔，进一步引起宫腔感染。在孕早期感染容易引起流产、胎儿发育畸形，孕中期感染可引起绒毛膜发炎，造成胎膜早破、胎盘早剥，同时通过胎盘直接引发胎儿感染。

滴虫性阴道的预防	
1	要注意孕期卫生，不要去不正规的游泳场所、洗浴场所
2	用过的内裤、浴巾及洗浴用盆，采取5～10分钟的煮沸消毒
3	发现感染阴道炎后，不要自行服药，要及时咨询医生

警惕贫血

随着胎儿的生长，所需要的营养也越来越多，容易导致准妈妈贫血。即使准妈妈在怀孕前已经检测没有贫血，到怀孕期也会有贫血症状的出现。为什么会造成这种情况呢？

孕期缺乏铁、蛋白质、维生素B_{12}、叶酸等都可造成贫血，而以缺铁性贫血最为常见。孕产期女性的总需铁量约为900毫克，而食物中的铁仅能吸收10%，对准妈妈来说，因胎儿生长发育和自身贮备的需要，需铁量必然增多。每日食物中的需铁量应为30～40毫克，一般饮食不可能达到此量。于是，准妈妈体内贮备的铁被动用，若未能及时补充，或者入不敷出，就会出现贫血。

定期检查

在孕期里应定期检查血红蛋白、红细胞计数，有贫血症状及时发现。

饮食调理

多吃含铁丰富的食物，并保证维生素B_{12}、叶酸的摄入。在准妈妈日常菜单中，多加入一些动物的肝、肉类、蛋类、豆类及豆制品、牛奶、绿叶蔬菜、水果等。补充铁元素。对于中度或重度贫血患者，光靠饮食调节是不够的。可在医生的指导下服用一些铁剂。

服用维生素C

维生素C能够促进铁元素的吸收，多吃含维生素C的蔬菜水果，或补充维生素片也是必不可少的。

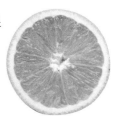

孕14周生活指导

缓解腰背酸痛的保健操

日趋增加的胎儿体重改变了孕妈妈的身体重心，孕妈妈会出现腰背酸痛。由于腹部越来越大，支撑子宫的腹部韧带会疼痛，这个时期孕妈妈可以适当做做运动缓解疼痛，但不要做突然改变方向或变化速度过快的运动。

后背拉伸运动

孕妈妈坐在地上，伸直双腿，向上弯曲脚踝，然后保持拉脚的姿势。在不屈膝的状态下，向前挺直后背，同时向前伸直手臂。这个动作能放松后背肌肉，消除肌肉紧张感。

伸展后背运动

孕妈妈双臂扶墙壁，并垂直弯曲后背，再用力压肩部和后背。该运动能强化后背肌肉，放松肩部肌肉。

扭转脊椎运动

孕妈妈坐在地上，伸直双腿，向上弯曲脚踝，挺直后背，以向后看的方向扭动身体，左右交叉进行，这样能放松侧腰肌肉。

两侧活动骨盆

孕妈妈自然站立，双脚分开与肩同宽，并稍微屈膝，先向右侧用力推骨盆，再向左侧用力推骨盆。该运动能强化骨盆与大臀肌。

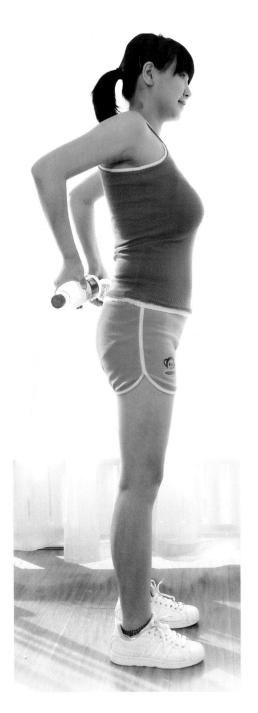

享受孕期好时机

做你喜欢的运动

随着妊娠反应的消失，孕妈妈开始感到精力有所恢复，原来十分疲惫的身体开始有些活力了，孕妈妈可以适当做些运动，每次运动时间不宜超过半小时。运动量以活动时心跳每分钟不超过130次，运动后10分钟内能恢复到锻炼前的心率为限。

享受孕期性生活

此时由于胎盘的稳定，是性生活相对安全的时期，只要没有医学上的禁忌，适当的性生活是没有关系的。

准妈妈要选择适合自己的运动

如果以前运动很少的话，可适当选择一些轻微的活动，如散散步、坐坐健身球等；如果以前坚持运动的话，可以选择游泳、打打乒乓球等，但最好事先征得医生的同意。切记不要做一些剧烈的运动，避免过高或过低的劳动。

对于不会游泳的准妈妈，也可以选择早晚散散步，既能促进肠胃蠕动，又能增加耐力，耐力对分娩是很有帮助的。而在走动的同时，胎宝宝也不闲着，可以刺激他的活动。其实，在阳光下散步是最好的，可以借助紫外线杀菌，还能使皮下脱氢胆固醇转变为维生素D_3，这种维生素能促进肠道对钙、磷的吸收，对胎宝宝的骨骼发育特别有利。

还有一些比如健身球等运动，对孕中期的女性也是很有好处的，准妈妈可根据自身情况自由选择。

孕15周生活指导

规范生活中的动作姿势

高处取物

孕妈妈在高处取物时，要注意不要将双脚的脚尖点地，以防止因站立不稳而摔倒的情况发生。另外也不要过高地抬起手臂，避免抻到。如果是摘取晾晒的衣物，也要注意地面湿滑情况，防止滑倒。

如果在高处的物体过重，还是不建议孕妈妈高处取物的。日常生活中的小细节是非常重要的，希望孕妈妈一定加倍小心。

蹲下拿东西

孕妈妈将放在地上的东西拿起或将东西放在地上时，不要不弯膝盖，只做弯腰的姿势和动作。要屈膝落腰，完全蹲下，或单腿跪下，把要拿的东西紧紧地靠住身体，伸直双膝拿起。

孕中期常见的小症状

头晕

有些女性怀孕后就会感觉头晕目眩，做事总是提不起精神。头晕是准妈妈常见的症状。轻者头重脚轻，走路不稳；重者眼前发黑，突然晕厥。

贫血

贫血也是引起准妈妈头晕的常见原因。准妈妈平时应摄入富含铁元素的食物，如动物血、猪肝、瘦肉等。一旦发生贫血，应紧急补铁，纠正贫血。特别要指出的是，孕期发生妊娠高血压，也会出现头晕、头痛症状。

若病情进一步发展为先兆子痫时，则可引起抽搐、昏迷，危及准妈妈和胎儿生命。这是孕期最严重的并发症之一，应及早诊治。

供血不足

妊娠的早中期，由于胎盘形成，血压会有一定程度的下降。本来就患有原发性高血压病的准妈妈，血压下降幅度会更大。血压下降，流至大脑的血流量就会减少，造成脑血供应不足，使脑缺血、缺氧，从而引起头晕。这种脑供血不足，一般到怀孕7个月时即可恢复正常。

妊娠高血压综合征

由于该病易出现脑血管痉挛，影响局部血氧供应而发生头晕眼花，伴有头痛、水肿、蛋白尿等，多出现于妊娠中晚期。应立即到医院就诊。

体位不妥

这类准妈妈一般在仰卧或躺坐于沙发中看电视时头晕发作。该类准妈妈的头晕属于仰卧综合征，是妊娠晚期由于子宫增大压迫下腔静脉导致心脑供血减少引起的。只要避免仰卧或半躺坐体位，即可防止头晕发生。如发生头晕，应马上侧卧。

小腿抽搐

准妈妈为满足胎儿发育，需要较常人更多的钙。如果饮食中摄取钙不足，血钙浓度低，就容易发生小腿抽筋。多发生于怀孕七个多月后，或是在熟睡醒来后，或是在长时间坐着，伸懒腰伸直双腿时。

腿部抽筋的原因

很多准妈妈，在孕期尤其在晚上睡觉时会发生腿部抽筋。这是因为在孕期中体重逐渐增加，双腿负担加重，腿部的肌肉常处于疲劳状态；另外，准妈妈对钙的需要量明显增加。在孕中、晚期，每天钙的需要量增为1200毫克。当体内缺钙时，肌肉的兴奋性增强，容易发生肌肉痉挛。

如果膳食中钙及维生素D含量不足或缺乏日照，会加重钙的缺乏，从而增加了肌肉及神经的兴奋性。夜间血钙水平比日间要低，夜间是小腿抽筋发作的高峰期。

腿部抽筋的注意事项

需注意不要使腿部的肌肉过度疲劳；不要穿高跟鞋；睡前可对腿和脚进行按摩；平时要多摄入一

些含钙及维生素D丰富的食品；适当进行户外活动，接受日光照射；必要时可加服钙剂和维生素D。

但需要指出的是，决不能以小腿是否抽筋作为需要补钙的指标，因为个体对缺钙的耐受值有所差异，所以有些人在钙缺乏时，并没有小腿抽筋的症状。

腿部抽筋的预防

为了避免腿部抽筋，应多吃含钙食物如牛奶、准妈妈奶粉、鱼骨。五谷、果蔬、奶类、肉类食物都要吃，并合理搭配。某些食物包含的维生素种类特别多，比如动物肝脏脂肪不多，除不含维生素C和维生素E外，几乎包含了所有的维生素，而且含铁丰富，搭配富含维生素C和维生素E的黄绿蔬菜一起食用，极为理想；维生素A含量高的食物如胡萝卜，与含动物油脂的荤食一起煮熟后吸收更好。

孕16周生活指导

开始正规记录胎动

了解胎动

胎动是孕妈妈对胎儿进行监测的可靠指标。如果医生发现胎儿胎动异常，也会及时告诉孕妈妈，因此，孕妈妈不必过于担心。

记录胎动的方法

记录胎动的时间可以是每天早、中、晚饭前或饭后，最好选择一个固定的时间，在一个大致相同的环境下来记录胎动。

记录的时间为1小时，在这段时间之内，孕妈妈可以采取随意的姿势，可以站着或者躺着，也可以在房间内走动一下，只要能感觉到胎动即可。

把3次记数的数值相加再乘以4，就代表12小时的胎动数。

孕妈妈要关爱乳房

孕妈妈最好从16周开始进行乳房按摩。每天有规律地按摩一次，也可以在洗澡或睡觉前进行2～3分钟的按摩。动作要有节奏，乳房的上下左右都要照顾到。按摩的力度以不感觉疼痛为宜，一旦在按摩时感到腹部抽搐，应立即停止。方法如下：

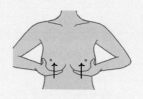

1．双手托住乳房，用拇指、示指、中指向里按压。

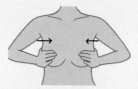

2．将乳房向外挤压。用手指按住，扭动乳头。

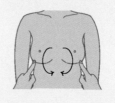

3．用示指以画圈的方式在乳房四周按摩。

乳头保养

孕妈妈要注意对乳头的保养，可以经常用清水擦洗乳头；清洗完后在乳头部位涂一些冷霜膏或橄榄油等，并用拇指和示指按顺时针方向轻轻做按摩乳头及乳晕的动作，直到乳头突出来。这样会有助于产后哺乳，如果乳头结痂难以清除时，还可先涂上橄榄油，待结痂软化后再用清水清洗，擦洗干净后涂上润肤油，以防皲裂。

陷没乳头的按摩

可以使用乳头吸引器。用一只手托住乳房，另一只手的示指按压乳头2秒钟，之后将乳头向外拉，再进行按摩。

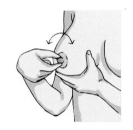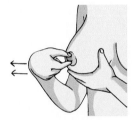

孕妈妈要科学进补

从宣布怀孕喜讯开始，孕妈妈的身边就开始堆砌各种各样的补品。其实，营养品、高补食物并不是多多益善，一定要根据自身的身体状况，适当地科学进补。

合理调节饮食

怀孕期间所需的各种营养，都广泛存在于各类食品中，如果孕妈妈的饮食习惯良好，身体健康，只要均衡营养，就能达到滋养身体，促进胎儿发育的最佳效果。

适当补充营养剂

如果孕妈妈的妊娠反应严重，常呕吐不止，或者有贫血等营养缺乏现象，就需考虑适当补充营养剂了。根据医生的建议，有针对性地调整膳食并吃补充营养剂。

第2次产检（16周）

在妊娠中期，每月进行一次孕期检查。每次的检查除了一些常规的项目外，要根据孕期的不同特点，有一些在检查目的或检查方法上区别于别次检查的项目。

超声波检查：妊娠第四个月是能够分辨胎儿头部和身躯的时期，通过测量两耳之间的长度来判断胎儿成长的状态，也可以诊断出大脑和头盖骨没能及时发育的无脑症。也有的医院会把这次检查与孕中期的超声波全面检查合并为一次进行。

应去医院做一次微量元素检查，以便补充不足的微量元素。

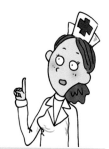

产前随访记录表	
孕周	
随访日期	
主诉	
体重(千克)	
血压(毫米汞柱)	/
宫高(厘米)	
腹围(厘米)	
胎位	
胎心率(次/分)	
血红蛋白(克/升)	
尿蛋白	

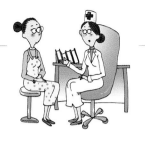

产前随访记录表

其他辅助检查		
指导	个人卫生	
	膳食	
	心理	
	运动	
	自我监测	
	分娩准备	
	母乳喂养	
下次随访日期		
医院名称		
医生签名		

孕5月孕妈妈、胎儿的变化

孕妈妈的变化

呼吸变得更加困难

由于子宫的增大，胃肠会向上移动，所以饭后总会感到胸闷、呼吸困难。跟怀孕前相比，子宫或其他器官需要两倍以上的血液，所以心脏的活动会更加活跃。

乳房变大并分泌乳汁

随着乳腺的发育和乳房的膨胀，怀孕前用过的胸罩已经不太适合了。如果过于压迫乳头，会妨碍乳腺的发育，因此要换用尺码较大的胸罩。随着哺乳期的接近，乳头上会分泌出乳汁。这个时期，皮肤的色素变化会加剧，所以乳头的颜色会加深，偶尔会疼痛，而且皮肤表面上能清晰地看到静脉血管。

出现尿频的症状

随着子宫的增大，肺、胃、肾等器官会受到压迫，会出现呼吸困难、消化不良等症状，有时还会出现尿失禁的情况。这时应穿上袜裤等内衣，并通过骨盆运动来加强骨盆肌肉的弹性。

胎儿的发育

开始生成脂肪

这个时期，最大的变化是胎儿身上开始生成脂肪。脂肪能调节胎儿的体温，保持正常的新陈代谢。虽然这个时候宝宝的脂肪量很少，但是临近分娩时，脂肪将会占体重的70%左右。

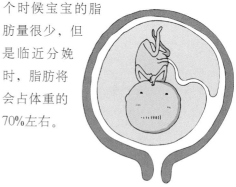

心脏跳动更加活跃

随着心脏跳动的活跃，利用听诊器可以听到胎儿的心跳声音，而且利用超声波检查可以检查出胎儿的心脏是否有异常。这个时期，胎儿的骨骼大部分是由软骨开始逐渐变硬。

本月孕妈妈应这样吃

需要重点补充哪些营养

准妈妈每天所需的营养会比平时增加许多，因为其基础代谢率增加。准妈妈的胃口大开，食欲大增，所以体重会明显上升，皮下脂肪的堆积会使准妈妈看起来胖了很多。如果平时饮食荤素搭配合理，营养摄取均衡，一般不会有什么问题。但是如果担心发胖或胎儿过大而限制饮食，则有可能造成营养不足，严重的甚至患贫血或影响胎儿的生长发育。

增加热能

孕中期孕妇基础代谢加强，糖利用增加，是孕前基础上增加837千焦，每日主食摄入量应达400克或大于400克，并与杂粮搭配食用。

保证优质足量的蛋白质

孕中期是母体和胎儿增长组织的快速时期，尤其是胎儿脑细胞分化发育的第一个高峰。准妈妈每日应在原基础上增加15克蛋白质，一半以上应为优质蛋白质，来源于动物性食品和大豆类食品。

吃什么，怎么吃

从怀孕5个月起，准妈妈每天所需的营养会比平时增加许多。因为基础代谢率增加，准妈妈的胃口大开，食欲大增，所以体重会明显上升，皮下脂肪的堆积会使准妈妈看起来胖了很多。

粗细搭配

大米和面食可以提供胎儿迅速生长需要的热量。而且面食中含铁多，肠道吸收率也高。同时搭配一些小米、玉米面、燕麦等杂粮，不但有利于营养的吸收，还可以刺激胃肠蠕动，缓解便秘症状。

多吃鱼

鱼肉含有丰富优质蛋白质，还含有两种不饱和脂肪酸，即二十二碳六烯酸（DHA）和二十碳五烯酸（EPA）。这两种不饱和脂肪酸对大脑的发育非常有好处。这两种物质在鱼油中含量要高于鱼肉，而鱼油又相对集中在鱼头内。所以，孕期准妈妈适量吃鱼头，有益于胎儿大脑分区发育。

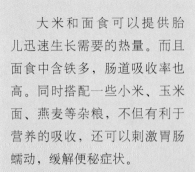

本月产检重点：羊膜穿刺

羊膜腔穿刺术是最常用的侵袭性产前诊断技术。一般在16～20周时进行，此时羊水中活细胞比例比较高。

检查原理

医生可以通过抽取羊水得到胎儿的皮肤、肠胃道、泌尿道等的游离细胞，利用这些游离细胞进一步分析胎儿的染色体是否异常。

抽取羊水主要是分析胎儿的染色体组成，其中最重要且常见的就是唐氏综合征。有些单基因疾病，如乙型海洋性贫血、血友病等，也可以通过检验羊水细胞内的基因(DNA组成)得到诊断。

此外，有一些胎儿体表上的重大缺陷，如脊柱裂、脑膜膨出、脐膨出、腹壁裂开等，也可以通过检查羊水内的甲型胎儿蛋白，得到比较准确的参考值。不仅如此，羊水还可以提供一些生化物质，了解胎儿肺部的成熟度。

操作过程

医生在超声波探头的引导下，用一根细长的穿刺针穿过腹壁、子宫肌层及羊膜进入羊膜腔，抽取20～30毫升羊水，以检查其中胎儿细胞的染色体、DNA、生化成分等，是目前最常用的一种产前诊断技术。操作过程简单、穿刺前不需麻醉、不需住院。

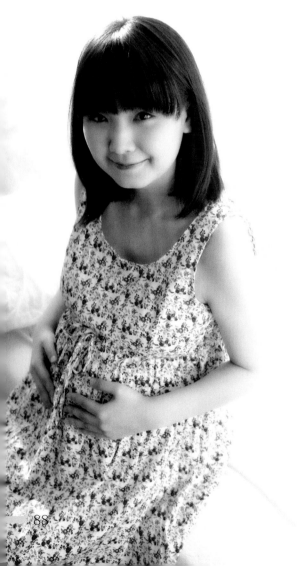

应用范围

了解胎儿有无染色体异常

通过羊水细胞培养染色体核型分析可查出胎儿有无染色体异常，包括常染色体数目或结构异常以及性染色体数目或结构的异常。

羊水细胞性染色质的检查

将羊水离心后沉淀的标本直接滴片，经过常规处理染色后，在显微镜下查找羊水间期细胞中的X、Y性染色质，可用于性连锁遗传病的处理。

先天性代谢异常

通过羊水细胞培养后进行各种酶的测定可确定胎儿有无代谢性疾病。

产前诊断基因病

将沉淀的羊水细胞直接提取DNA，以标记的特异探针检测，可发现有无待测基因的缺失、部分缺失或突变。

风险程度

羊膜腔穿刺的难度因人而异，主要与胎盘的位置、胎儿体位、穿刺部位的羊水量、胎儿活动等有关。有2%～3%的孕妈妈在穿刺后会出现轻微的子宫收缩及阴道流血，通常在休息或安胎治疗后得到缓解。仅约有0.5%的孕妈妈会出现羊膜炎、胎膜破裂及流产。

由于目前穿刺均在超声波的引导下完成，损伤到胎儿的可能微乎其微。另外，羊膜腔穿刺用于产前诊断的孕周多在孕16～22周，此时胎儿的胎体、四肢等都已发育完成，故更不会造成胎儿畸形。

可能的不良反应

可能会出现阴道血、羊水溢出或子宫持续性收缩，约占2%的孕妇会发生。通常不须要特别治疗，对于怀孕过程没有不良影响。与羊膜腔穿刺术过程有关的自发性流产，占0.3%～0.5%。

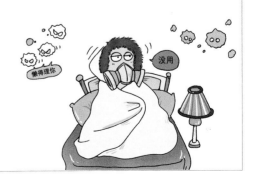

孕17周生活指导

准爸妈要避免的坏习惯

　　酒精对人体的危害要引起孕妈妈和准爸爸的重视。孕妈妈如果饮用含酒精的饮料，将来生出的孩子就会比正常孩子的体重轻，而且孩子的中枢神经和肝脏可能发育异常，同时还会出现精神障碍的情况，所以在怀孕期尽量少饮用酒精饮料。

　　孕妈妈和准爸爸绝对不能吸烟。因为烟碱会影响胎盘血液循环，使二氧化碳血红蛋白在母体中的含量不断增加，维生素也会出现代谢障碍，致使胎儿的器官难以发育成熟，可导致流产、早产、胎儿发育不良，甚至畸形，如心脏病、兔唇、腭裂等。因此，为了后代的健康，在孕期第17周，孕妈妈更应杜绝烟酒。

　　<u>烟酒的危害甚大，但是麻将作为一项娱乐活动对孕妈妈来说危害也是不小的。由于打麻将时长期保持一个坐姿，会使静脉回流受到阻碍，出现腿水肿的状况，严重影响了胎儿的发育。玩麻将的时候，常常是大喜大悲，患得患失，情绪的起起伏伏，会影响到孕妈妈体内激素的正常分泌，胎儿的大脑发育也会受到影响。</u>

孕妈妈的情绪对胎儿的影响

　　孕妈妈的消极情绪和积极情绪会带给胎儿不一样的性格，甚至会决定孩子的命运。研究发现，孕妈妈消极的情绪会带来极大的负面影响，孕妈妈的行为举止和情绪会影响母体的血液的化学成分和激素分泌，进而影响胎儿的发育。

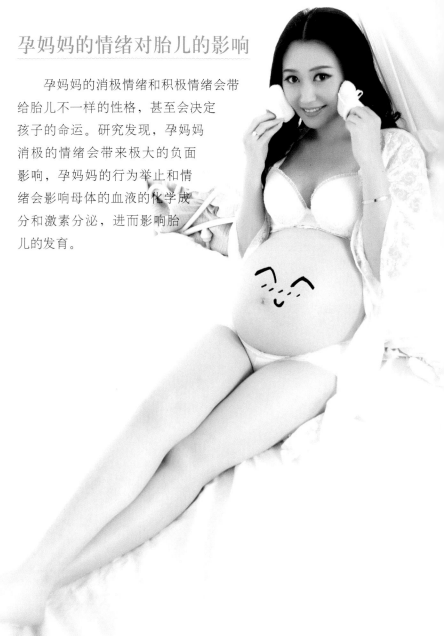

不良的情绪

不良的消极情绪会导致胎儿畸形发育。因为身体会分泌有害物质，而这种物质会使孕妈妈的血压不断地升高，产生胎盘血液循环障碍，胎儿就会因为缺氧不能正常发育，导致出生后的宝宝会出现好动、爱哭闹、睡眠不良的症状。与健康的孩子相比，幼儿时期常常也会出现行为问题以及学习、生活的困难。

良好的情绪

良好的情绪会让孕妈妈的身体处于最佳状态，十分有益于胎盘的血液循环供应，促使胎儿稳定地生长发育，不易发生流产、早产及妊娠并发症。等宝宝出生后，性情也会十分平和，情绪稳定，不经常哭闹。宝宝的智商和情商也相对比一般孩子要高。

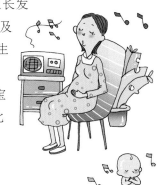

控制体重，加强运动

孕妈妈在此时期食欲会变得很旺盛，因此很容易超重，所以这时应该给自己确定分娩前的目标体重，并每天记录体重。如果一周内的体重增加超过0.5千克，就应该通过减少碳水化合物的摄入量来进行体重控制，同时加强运动。

怀孕期间，体重增长情况一般为：孕16～24周，每周增加0.5千克；孕25周以后，每周增加0.4千克；整个孕期，孕妈妈的体重增长11～15千克。

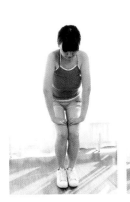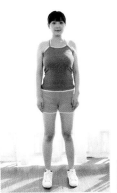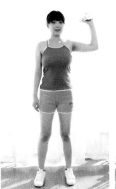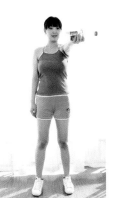

孕18周生活指导

孕妈妈房间慎放花草

对喜爱花花草草的孕妈妈来说，无论如何要把花草从家里移走。因为有些花草会使孕妈妈产生不良反应，会影响孕妈妈的食欲和嗅觉，甚至引起头痛、恶心、呕吐，如五彩球、仙人掌等，易引起接触性过敏。如果孕妈妈的皮肤触及它们，或其汁液弄到皮肤上，会发生急性皮肤变态反应，出现疹癣、皮肤黏膜水肿等症状。此外，孕妈妈新陈代谢旺盛，居室需要充足的氧气，而有些花卉，如夜来香、丁香等，吸进新鲜氧气，呼出二氧化碳，会夺走居室内的氧气，影响孕妈妈和胎儿的健康。

痔疮的防治方法

由于增大的子宫压迫周围的血管阻碍血液循环，孕妈妈很容易导致痔疮。一旦痔疮发作过一次，即使当时治愈了，以后也会经常复发，所以最好还是从一开始就做好预防工作。

平时要注意预防便秘，经常做能够促进下半身血液循环的运动或按摩。

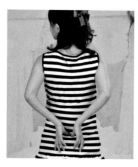

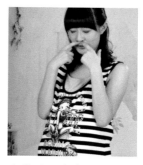

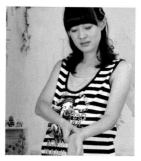

两手相叠按压尾骨4秒，重复3次。

在鼻子下方定三个点，然后用示指逐个按压4秒，每个点按压3次。

用大拇指按压手掌与手腕连接处下部4秒，并重复3次。

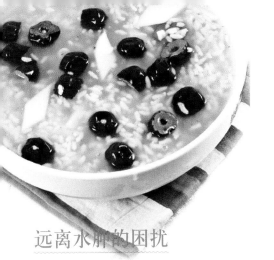

远离水肿的困扰

这一时期，很多准妈妈都会出现手脚肿胀，尤其是下肢水肿的现象。这是孕期正常反应，不是病理现象，以下这些方法可以帮准妈妈远离水肿。

饮食调节

要注意饮食调节，多吃高蛋白、低糖类的食物，比如富含维生素B_1的全麦粉、糙米和瘦肉。饮食要清淡，注意限制盐分的摄取，多喝水。准妈妈不要因为水肿不敢喝水，水分会促进体内的废物排出，缓解水肿现象。

水肿异常要留心

怀孕期小腿轻度水肿属正常现象。如果水肿延伸到大腿、腹壁，经休息后不消退，则很可能发展为重度妊娠高血压综合征，一定要去医院确诊，避免危险的发生。

纠正穿衣习惯

为了预防水肿，准妈妈不要佩戴戒指，不要穿紧身衣或者套头衫、紧身裤、长筒袜或者到小腿的长袜，穿宽松的衣服及矮跟舒适的鞋子，保持血液畅通。

调整生活习惯

调整好工作和生活节奏，不要过于紧张和劳累。不要长久站、坐，一定要避免剧烈或长时间的体力劳动。适时躺下来休息。如果条件不允许，也可以在午饭后将腿举高，放在椅子上，采取半坐卧位。每晚睡前，准妈妈可以准备好温水，浸泡足部和小腿20~30分钟，以加速下肢的血液循环。

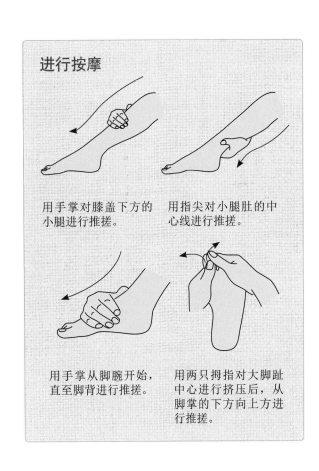

进行按摩

用手掌对膝盖下方的小腿进行推搓。

用指尖对小腿肚的中心线进行推搓。

用手掌从脚腕开始，直至脚背进行推搓。

用两只拇指对大脚趾中心进行挤压后，从脚掌的下方向上方进行推搓。

孕19周生活指导

减轻腰痛的方法

孕中期，腰酸背痛的感觉让孕妈妈觉得很烦恼。其实，防止腰痛的方法很简单，只需平时生活中多细心，注意技巧，腰痛就会离你而去。

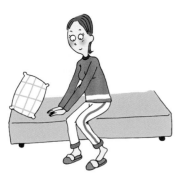

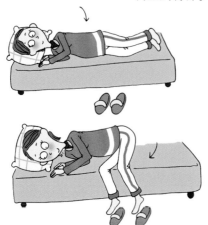

坐姿、睡姿需调整

有时躺着或坐着休息片刻能缓解腰痛。但是如果采用的睡姿或坐姿不当，不仅无法迅速缓解疼痛，反而将加重疼痛的程度。

躺下时若为侧卧位，需把双腿一前一后弯曲起来。若为平躺位，在躺下时，可以先把双腿弯曲，支撑起骨盆，然后轻轻扭动骨盆，直到调整到腰部舒适地紧贴床面为止。

起床时最好不要由平躺位直接抬起上身，而应该先侧身，用手帮助支起上身。

坐着时整个臀部放在座位的中心，不要只把一半的臀部放在座位边上。坐下后，轻轻扭动腰部，将身体的重心从脊柱调整到臀部。

挺起腰椎向前走

走路时应双眼平视前方，把脊柱挺直，并且身体重心要放在脚跟上，让脚跟至脚尖逐步落地。上楼梯时，为保持脊柱依然挺直，上半身应向前倾斜一些，眼睛看上面的第三至四节台阶。如果觉得很这样比较困难，可以先在家中进行一些矫正姿势的训练。

如：重心放在脚后跟，每走一步，脚跟都最先着地，保持脚趾稍稍离开地面，如此前行。一定要走得慢一点，避免摔倒。

Q 孕早期为什么腰总是酸酸的？

A 怀孕早期腰酸多是由于子宫增大、盆腔充血引起，属于正常现象。

孕中期孕妈妈腹痛的原因

孕妈妈在孕中期经常会出现腹部疼痛的情况。那么，引起腹痛的原因是什么？哪些情况属于正常生理现象？哪种情况需要马上去医院检查？这些均需要孕妈妈弄明白，现在我们就针对常出现的几种情况细细分析一下。

怀孕期腹痛

孕18～19周的时候，孕妈妈的肚子逐渐变大，腹部的皮肤会产生紧绷感，此时胎儿的胎动十分活跃，会不停地做转动、翻身、跳动等多频率的运动，加重了孕妈妈腹部的压力，时而伴有疼痛感。这些属于怀孕后的正常生理反应，不需要治疗。

病理性腹痛

产生病理性疼痛有三种常见情况，包括：晚期流产、卵巢囊肿、子宫扭转。晚期流产通常是指怀孕在第12周以后，出现子宫收缩性腹痛，并伴有阴道出血。卵巢囊肿则通常是子宫中的静脉血和动脉血流通不畅，进而引起囊肿肿胀，会引发孕妈妈间歇性腹痛。子宫扭转则是因为怀孕时，子宫中患有肌瘤或者先天性畸形引起子宫翻转超过90度。

以上这些就是孕妈妈在怀孕期间要注意身体中的几种疼痛，可以根据个人的情况作出相应的改善措施。

贫血可以来调理

随着胎儿生长，所需要的营养也越来越多，容易导致孕妈妈贫血。孕妈妈贫血时，会出现头晕耳鸣、四肢乏力、心慌及心脏搏动增强等症状。同时，胎儿也会因为宫内缺氧，导致早产、死胎、新生儿低体重等。怀孕后，孕妈妈每日食物中的需铁量应为30～40毫克，一般饮食很难达到此量，而且怀孕后胃酸分泌减少，影响铁的吸收。于是孕妈妈体内贮备的铁被动用，若未能及时补充，或者入不敷出，就会出现贫血。

调理方法	执行方案
定期检查	定期检查血红蛋白、红细胞计数，做到有贫血症状及时发现
饮食调理	多吃含铁丰富的食物，并保证维生素B_{12}、叶酸的摄入。在孕妈妈常用菜单中，多加入一些动物的肝类、肉类、蛋类、豆类及豆制品、牛奶、绿叶蔬菜、水果等
补充铁剂	对于中度或重度贫血的孕妈妈，光靠饮食调节是不够的，要在医生的指导下服用一些铁剂
服用维生素	维生素C能够促进铁元素的吸收，多吃含维生素C的蔬菜水果，或者补充维生素片也是必不可少的

孕20周生活指导

哪些情况要马上去医院

1. 孕妈妈的家属在听胎心音时，如果发现胎儿的心率过快，已经超过每分钟160次；或过慢，每分钟低于120次，此时就要注意，胎儿在子宫中缺少氧气供给，应及时去医院检查。

2. 怀孕19周时，如果发现每日的胎动次数减少，或者在12个小时之内都未感觉胎儿的运动(正常12小时的胎动应该不低于20次)，也是宫内缺氧的表现，应提高警惕。

3. 本周如果孕妈妈出现头痛或者眼花的症状，可能是因为血压增高了，如果出现此类情况应去医院就诊。

4. 如果孕妈妈发现阴道流血，并没有感觉腹痛，可能是胎盘位置不正常。若腹痛，可能会是胎盘早期剥离，甚至出现早产现象。

缓解孕期不适的按摩

缓解头痛的按摩

用双手轻轻按摩头顶和脑后3～5次。用手掌轻按太阳穴，可缓解头痛，松弛神经。

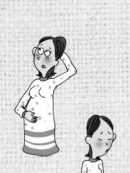

进入孕中期，准妈妈的不适症状会加重，可以利用按摩来缓解疼痛。

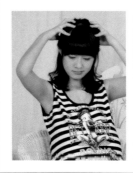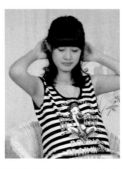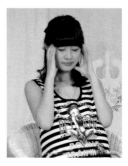

预防小腿抽筋的按摩

先把双手放在大腿的内外侧，一边按压，一边从臀部向脚踝处进行按摩。再将手掌紧贴在小腿上，从跟腱起沿着小腿后侧按摩，直到膝关节以上10厘米处，反复多次，可消除水肿，预防小腿抽筋。

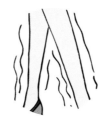

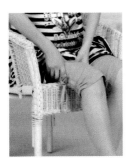
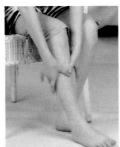
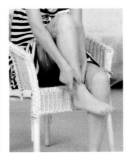

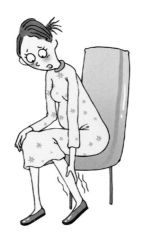

孕妈妈洗浴的注意事项

怀孕20周的孕妈妈洗澡时应注意以下几点。

孕20周洗澡注意事项
1　孕妈妈不应去公共浴池洗澡。孕妈妈洗澡时应采用淋浴的方法，不宜采用坐浴的方法，以减少外界细菌的感染
2　孕妈妈洗澡的时间不应过长，时间应该控制在15分钟之内。洗澡时间过长会使孕妈妈的血管扩张，使大脑和胎盘中的氧气减少，导致宫内缺氧，进而影响胎儿在神经系统方面的生长发育
3　洗澡水的温度不宜过高，以免影响胎儿脑部的发育。洗澡水的温度应与体温相近，温度过高对胎儿的神经系统的发育和生长都会产生影响

第3次产检（20周）

本月要进行一次孕期检查，本次检查有下面的特别项目：

1.畸形儿检查：能够了解胎儿的脊椎畸形和其他几种先天性畸形，还能识别染色体异常发生率较高的孕妇，以便接受羊水检查。

2.羊膜穿刺：原则上是从孕16~22周开始进行，主要看胎儿的染色体异常与否。

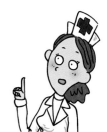

产前随访记录表	
孕周	
随访日期	
主诉	
体重(千克)	
血压(毫米汞柱)	/
宫高(厘米)	
腹围(厘米)	
胎位	
胎心率(次/分)	
血红蛋白(克/升)	
尿蛋白	

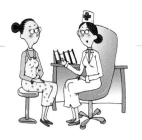

产前随访记录表

其他辅助检查		
指导	个人卫生	
	膳食	
	心理	
	运动	
	自我监测	
	分娩准备	
	母乳喂养	
下次随访日期		
医院名称		
医生签名		

孕6月孕妈妈、胎儿的变化

孕妈妈的变化

脚部出现水肿

体重会增加5～6千克，所以下半身容易疲劳或出现腰痛。另外，在夜间容易感到发生脚部水肿或者小腿痉挛。睡觉前按摩小腿或使劲拉动疼痛的大脚趾，能有效减轻疼痛。

呼吸有些困难

从孕中期开始，孕妈妈呼吸有些困难，稍微活动就会气喘。这是由于子宫向肺部移动的过程中压迫到肺而引起的。此外，怀孕中期甲状腺的活动比较活跃，所以跟怀孕前相比，孕妈妈更容易出汗。

这个时期最好避免剧烈的运动或者爬上高处，应该尽量多休息。

腿部出现抽筋现象

体重增加过量时，支撑身体的腿部将承受很大的压力，所以腿部肌肉很容易疲劳。鼓起的肚子还会压迫大腿部位的静脉，因此腿部容易发酸或出现抽筋症状。这些症状经常在晚上睡觉时出现，孕妈妈会被突如其来的腿痛所惊醒。翻身或伸腿的时候，腿部的肌肉会容易发牛痉挛，非常疼痛。

胎儿的发育

胎脂分泌量增加

随着胎脂的增多，胎儿的身体处于滑润的状态，胎脂可以保护胎儿的皮肤免受羊水伤害。从怀孕20周开始，胎儿分泌的胎脂厚厚地堆积在眉毛上面，显得非常柔软。该时期还缺乏皮下脂肪，所以皮肤显得又红又皱，但是已经开始长肉。

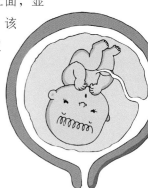

骨骼和关节日渐发达

这个时期，胎儿的骨骼已经完全形成。通过X光片能清晰地看到头盖骨、脊椎骨、肋骨、手臂和腿骨等骨骼。这时期的关节也很发达。胎儿能抚摩自己的脸部、双臂和腿部，还能吸吮手指头，甚至能低头。

本月孕妈妈应这样吃

需要重点补充哪些营养

孕6月正是胎儿发育期，除了寒凉、燥热、辛辣的食物不要吃之外，其他食物都可以吃，要注意补充营养，如瘦肉、猪肝、鸡蛋、鱼等要均衡进食，要煲些骨头汤喝，适当补钙，去正规的药店买孕妇吃的钙片，也要喝孕妇奶粉，因为孕妇奶粉中所含的营养是很难从其他食物中吸取的。多吃新鲜蔬菜、水果，也要注意休息，要适当运动，如早、晚出去散步，在外面吸收新鲜空气，这样对胎儿及日后分娩是有帮助的。

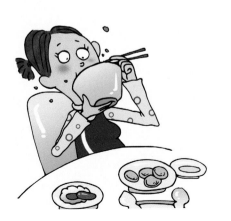

保证足量的优质蛋白质

孕中期是母体和胎儿发育的快速时期，尤其是胎儿脑细胞分化发育的第一个高峰。准妈妈每日应在原基础上增加15克蛋白质，一半以上应为优质蛋白质，来源于动物性食品和大豆类食品。

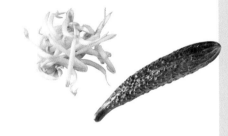

补充无机盐和微量元素

准妈妈应多选用富含钙、铁、锌的食物，有些地区还要注意碘的供给。孕中期应每日饮奶，经常食用动物肝脏、水产品和海产品。植物性食品首选豆制品和绿叶蔬菜。

吃什么，怎么吃

奶、豆制品

牛奶、酸奶也富含钙，还有蛋白质，有助于胃肠道健康。有些准妈妈有素食的习惯，为了获得足够的蛋白质，就只能从豆制品中获得孕期所需的营养。

干果

坚果中含有有益于心脏健康的不饱和脂肪酸。但是因为坚果的热量和脂肪含量比较高，因此每天应控制摄入量在30克左右。杏脯、干樱桃、酸角等干果，方便、味美又可以随身携带，可随时满足准妈妈想吃甜食的欲望。

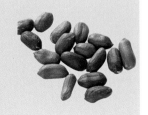

本月产检重点：妊娠糖尿病

所谓妊娠糖尿病，是指在怀孕期间，由于雌激素的作用，孕妈妈体内不能够产生足够水平的胰岛素，从而使血糖升高的现象。这一症状多发生在孕期第24～28周后。

妊娠糖尿病的表现

妊娠期糖尿病主要症状为"三多一少"，即多食、多饮、多尿，体重不增，或与孕期应该增加的体重严重不符。还表现为特别容易疲乏，总是感觉到劳累。也有的以真菌性阴道炎为先期症状。

发病原因

激素

怀孕后，为了保证胎儿的生长发育，胎盘会产生大量对胎儿健康成长非常重要的激素，但这些激素却有抵抗胰岛素的作用，这样一来孕妈妈身体所需的胰岛素就不够用了，血液中的葡萄糖就会增高，形成妊娠糖尿病。

肥胖

孕期体重严重超重者，有35%～50%可能发生糖尿病。

遗传因素

家族中如有患糖尿病的，孕妈妈患糖尿病的概率要比普通孕妈妈高很多。

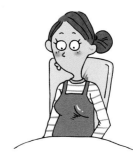

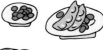

造成的不良后果

对孕妈妈	对胎儿
导致羊水过多，容易出现胎膜早破、早产，且同时并发妊娠高血压的概率是普通孕妈妈的4～8倍	容易出现发育异常、宫内发育迟缓，出现先天性畸形的概率比一般的胎儿高2～3倍，多为神经系统、心血管系统和消化系统的畸形
孕育出巨大儿，导致难产的风险增大	有40%的胎儿体重过大，导致自然分娩无法正常进行，只能采取剖宫产
若控制不及时，会导致产后子宫收缩不良，造成产后大出血，且妊娠结束后发生糖尿病的风险增加	肺部发育受到影响，胎儿肺泡表面活性物质不足，容易发生新生儿呼吸窘迫综合征，低钙抽搐、高胆红素血症和出生后的低血糖

本月产检重点：胎动异常

胎动的次数并非恒定不变，妊娠28～38周是胎动活跃的时期，以后稍减弱，直至分娩。胎动正常，表示子宫和胎盘功能良好，输送给胎儿的氧气充足，胎儿在子宫内健康地成长发育。

孕16～20周

孕16～20周是刚刚开始能够感觉胎动的时期。这个时候的胎儿运动量不是很大，动作也不激烈，跟胀气、肠胃蠕动或饿肚子的感觉有点像，没有经验的准妈妈常常会分不清。此时胎动的位置比较靠近肚脐眼。

孕20～35周

这个时候的胎儿正处于活泼的时期，而且因为长得还不是很大，子宫内可供活动的空间比较大，所以这是胎儿胎动最激烈的一段时间。准妈妈可以感觉到胎儿拳打脚踢、翻滚等各种大动作，甚至还可以看到肚皮上突出的小手小脚。

临近分娩

因为临近分娩，胎儿慢慢长大，几乎撑满整个子宫，所以宫内可供活动的空间越来越少，施展不开，而且胎头下降，胎动就会减少一些，没有以前那么频繁。胎动的位置也会随着胎儿的升降而改变。

异常情况	常见原因	处理方法
胎动突然加快	准妈妈受剧烈的外伤，就会引起胎儿剧烈的胎动，甚至造成流产、早产等情况	1.少去人多的地方，以免被撞到 2.减少大运动量的活动
胎动突然加剧，随后很快停止运动	多发生在怀孕的中期以后。症状有阴道出血、腹痛、子宫收缩、严重的休克	1.有高血压的孕妇，要定时去医院做检查却，并依据医生的建议安排日常的生活起居 2.避免不必要的外力冲撞和刺激 3.保持良好的心态，放松心情，减轻精神紧张度
急促的胎动后突然停止	脐带绕颈或打结	1.一旦出现异常胎动的情况，要立即就诊，以免耽误时间造成遗憾 2.准妈妈要细心观察每天的胎动，有不良感觉时，马上去医院检查

孕21周生活指导

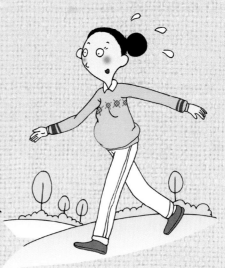

孕妈妈的体育锻炼

在本周，散步对于孕妈妈来说是一个不错的选择，因为此项运用方式能够缓解孕妈妈不良的情绪，促进孕妈妈的身心健康。从本周开始一直到分娩前，孕妈妈都可以运用这种体育锻炼的方式。

但要注意的是，散步的环境应选择环境优越、空气新鲜的公园或者树木茂盛的地方。现在城市的空气污染十分严重，空气中含有的大量的一氧化碳、氮气、铅和硫化物等有害物质会通过血液进入胎儿体中，严重影响胎儿大脑和其他功能的发育。

快乐出游安全守则

度过最初三个月的紧张期后，准妈妈的不适已渐消失，准爸爸可以松一口气了。在准妈妈身体沉重之前，不妨带着自己的"妻子"来一次快乐出游吧，要知道，怀孕4~6月是外出旅行的最佳时期！

合理的日程计划

不要忘了妻子的身体状况，那些和没有怀孕的人一样的比较劳累的日程计划还是尽量避免，要选择以轻松休息为主的旅游方式，逗留期为2~3天的旅行比较理想，以放松身心为目的。

征求医生意见

在出发前应陪同妻子在进行产前检查的医院就诊一次，向医生介绍整个行程计划，征求医生意见，看是否能够出行。

保持清洁

准妈妈出游，一定要选卫生条件好的宾馆住宿，要勤洗、勤换衣物，以保证准妈妈身体清洁。

选择交通工具

长途旅行，最好乘坐飞机，尽量减少长时间的颠簸，短途有条件的可以自驾车出游，避免拥挤碰撞准妈妈的腹部。不论在火车、汽车，还是在飞机上，最好能使准妈妈每15分钟站起来走动走动，以促进血液循环。

保持饮食规律

在旅游期间，亦要保持准妈妈的饮食有规律，尤其是去长线旅行，或需要坐长途车或飞机的旅程，要记得补充充足的纤维素，如多吃橙子或蔬菜，保证准妈妈多喝水，防止出现脱水、便秘以及消化不良等现象。严禁食用不合格或过期食品，不随便饮用、食用没有生产厂家、没有商标、没有生产日期的食品、饮料。

怎样选择旅游地

在计划享受旅游的同时，一定要注意目的地的选择。外出旅行要尽量避开热线，选一些较冷的线路出行，感受大自然的恩赐。不过一定要选择有现代医疗条件的地区，对将去的地方进行了解，避免前往传染病流行地区，不要去医疗水平落后的地区，以免发生意外情况无法及时就医。

Q 孕妇适合去哪里旅游？

A 怀孕了可以去一下人比较少的地方，空气清新一点儿的，最好是省内旅游，避免长时间的舟车劳顿。

孕22周生活指导

每周工作不宜超过32小时

准妈妈一周工作32小时以上给胎儿带来的风险几乎与吸烟一样大。专家建议，准妈妈一周工作时间不要超过24小时。怀孕期间压力大的准妈妈生下的胎儿更容易不停地哭闹。

那些工作时间长、压力大的准妈妈会在怀孕期间出现惊厥的症状，这种严重的妊娠并发症是由于胎盘缺陷导致的，这种缺陷会限制流向胎儿的供血量。压力会导致准妈妈体内的激素水平提高，这种激素会进入胎盘，它会导致胎儿的发育减缓。

显然，准妈妈如果感觉工作压力太大，就会对胎儿产生不良影响。

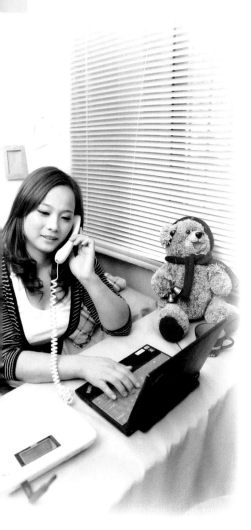

Q 胎位过低会有什么不好的影响?

A 胎位过低会造成胎儿发育迟缓，造成流产、早产，平时应注意有无宫缩、腰酸和下坠感等，如有这些现象是早产征兆，请及时去医院检查，听从医生安排。

谨防巨大儿和低体重儿

巨大儿是指胎儿出生后体重达到或者超过了4000克以上的婴儿。低体重儿是指胎儿出生后体重低于2500克的婴儿。巨大儿的产生与遗传有关，同时也与母亲患糖尿病有关。同时有专家认为，巨大儿与母亲在怀孕期间的饮食营养过剩有关系。低体重儿则主要是准妈妈营养不良或者孕期高血压所致，并且他们出生后由于自身体温偏低，需要在保温箱里度过。

保持身心愉悦

准妈妈身心愉悦也是预防巨大儿和低体重儿的重要措施之一。准爸爸帮助妻子每天保持愉悦的心情，这样身体的代谢以及物质循环就会更加正常，同时准妈妈的食欲也会更加旺盛，从而保证营养物质的有效补充。胎儿感受到母亲愉悦的心情后，自己也会感到很开心，这样他会尽力向着健康、平衡的方向发展自我。

Q 孕25周，产检时宫高20厘米，腹围73厘米，医生说胎儿有些小，不知会不会发育不良？

A 不用太担心了，因为胎儿在孕晚期成长得很快，要多吃点鱼、虾、肉、排骨等，注意补充营养。

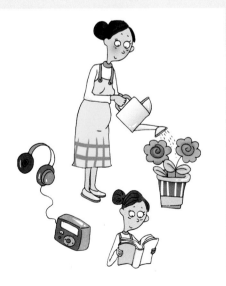

营养均衡

准妈妈怀孕期间糖代谢紊乱容易导致妊娠糖尿病，而妊娠糖尿病是许多产妇生出巨大儿的主要原因，调节糖代谢的最好方法就是食疗。准妈妈可以通过均衡科学的饮食搭配，对自己的身体状况加以改善。食用一些粗粮，尽量减少盐以及糖的摄入量，平时的饮食口味宜清淡，三餐规律，遵循少量多餐的原则。

预防低体重儿，主要则是及时补充准妈妈所需的各种营养物质。怀孕期间的女性千万不可以偏食，即便是在妊娠反应非常剧烈而没有什么食欲的时候，为了腹中胎儿的生长发育，饮食方面的科学搭配和正常摄取一定不能荒废。

远离垃圾食品

薯条等油炸食品以及奶油蛋糕往往是许多现代女性的最爱，这些食品不仅较油腻，而且特别是油炸食品还含有致癌物质，怀孕期间的女性最好避而远之。取而代之的应该是一些健康的水果、蔬菜，以及坚果类食品。

散步及做适当的运动

母亲腹中的胎儿过大非常不利于自然分娩，多数情况下要采用剖宫产。即便是可以选择自然分娩，也会给准妈妈的身体造成沉重的负担。因此准妈妈一定要注意多散步，并且通过孕妇瑜伽等增强自身的体质。这不仅可以给分娩提供帮助，还可以有效预防巨大儿和低体重儿的形成。

因为当准妈妈自身的身体状况得到改善后，饮食中摄入的营养物质就可以更好地吸收，为身体正常的代谢提供有效保障，从而促进胎儿的健康发育。

孕23周生活指导

注意保持清洁

　　孕妈妈孕期新陈代谢旺盛，皮脂腺、汗腺分泌能力增加，常出现多汗的症状。皮肤的皱纹、肛门、外阴以及头皮等汗腺分布较多的部位发汗增多。此时阴道的分泌物也在增加。因此孕妈妈应该每天用温水清洗会阴部，保持阴道的干净、清爽，可以避免湿疹的发生。

　　如遇炎热天气，还会出现浑身冒汗的情况，有可能发生多汗性湿疹。此时的孕妈妈要勤换洗内衣，勤洗澡，保持身体的卫生。全身清洁还可促进血液循环和皮肤的排泄。

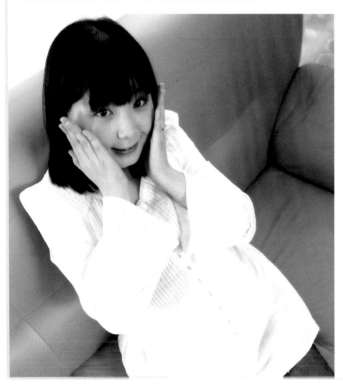

孕妈妈要呵护好脚

　　脚被称为人体的第二心脏，怀孕后负担最重的是心脏，但是脚的负担也不轻，要支持增加10～14.5千克的体重，脊柱前弯、重心改变，怀孕中晚期孕妈妈的颈、肩、腰、背常常酸痛，脚更不堪重负，足底痛时有发生。

　　怀孕后孕妈妈会大量额外地补充水分以补充身体所需，这时多少会有液体蓄积现象，多余的水分会累积在比较薄的组织下方，就会造成肿胀。而由于地心引力的作用，手、腿、足等部位液体滞留相对严重，也会造成肿胀现象。生活中注意以下方面，可以有效减轻肿胀的不适感。

减轻肿胀的方法	
1	避免长时间坐着或站立，坐的时候避免交叉双腿
2	尽量避免仰躺睡姿，侧睡可以解除沉重的子宫对主要血管造成的压力
3	穿着上，孕妈妈要穿有助于血液流回心脏的长裤和袜子。鞋底要注意防滑，最好选择柔软材质的软皮或布鞋，可有效减轻脚的疲劳
4	最好每天用温热水泡脚，能有效缓解孕妈妈双脚的肿胀

孕妈妈应避免羊水早破

当孕妈妈怀孕到23周时，应注意避免羊水早破现象，做到早发现早治疗，因为羊水早破对胎儿和孕妈妈的健康会造成莫大的威胁。那么，羊水早破有哪些原因，孕妈妈又该怎样做好预防工作呢？首先，让我们一起来看一下什么是羊水早破：在快要分娩时，子宫会不断地收缩，此时生长在子宫口，宽度扩大处的胎膜因较大压力的作用下使其破裂，致使羊水流出，这属于正常的破水现象。但是在特殊情况下，如果子宫未出现规律性收缩或者未见红时，羊水在临产之前提前流出，此现象就是羊水早破。

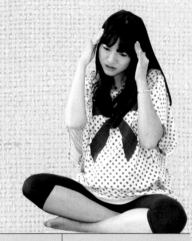

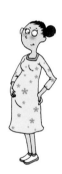

出现羊水早破的原因	
1	孕妈妈的子宫颈松弛或者胎膜先天性发育不良，在受到外界刺激后，引起羊水早破
2	胎儿的胎位不正、孕妈妈的骨盆狭窄
3	孕期性生活不当引起羊膜感染
4	孕妈妈的剧烈运动，容易使羊膜破裂，如大笑、咳嗽等

减轻头痛的方法

在头上敷热毛巾

在头上敷热毛巾可以有效地缓解头痛。到户外晒晒太阳，呼吸一下新鲜空气。按摩一下太阳穴或抹点清凉油，都有助于缓解准妈妈的头痛。

充分放松身心

注意身心充分放松，去除可能的担心和不安的因素，避免身体受凉，也利于减轻头痛。

原因	注意事项
头痛加剧	部分准妈妈会在怀孕早期出现头晕及轻度头痛，这是一种常见的早孕反应。如果在怀孕第六个月后出现日趋加重的头痛，伴呕吐、胸闷，或是有水肿、血压升高和蛋白尿，就可能是患上了妊娠高血压综合征，要及时去医院接受治疗
疲劳	疲劳是诱发准妈妈头痛的一个重要诱因，孕期每天最好睡个午觉，每晚保证8小时睡眠，尽量不要太久地做精神过于集中的事，如长时间看电视等

孕24周生活指导

腿部抽筋的防治

怀孕24周后，孕妈妈容易发生小腿抽筋，多发生在熟睡醒来后，或是在长时间坐着或伸懒腰伸直双腿时。

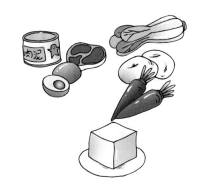

多吃含钙的食物

为了避免腿部抽筋，应多吃含钙质食物，如牛奶、鱼骨等。五谷、果蔬、奶类、肉类食物都要吃，并合理搭配。

按摩腿部肌肉

发生小腿抽筋时，要按摩小腿肌肉，或慢慢将腿伸直，可使痉挛慢慢缓解。为了防止夜晚小腿抽筋，可在睡前用热水洗脚，也可以立即站在地面上蹬直患肢；或是坐着，将患肢蹬在墙上，蹬直。

不要为胎动而烦恼

孕妈妈现在可能会感觉到胎动和上月的情况大不相同，胎儿再也不是温柔地和你打招呼了，而是大幅度地在孕妈妈的肚子里做翻滚运动、踢踢小腿、伸伸小胳膊，可以说是个"小运动健将"了。

警惕胎动过于频繁

如果孕妈妈发现胎动的次数增加，首先要考虑是否是胎盘供血不足、胎儿缺氧、脐带绕颈部、胎儿宫内窘迫等情况，应该及时看产科医生，找出胎动异常的原因，不要在家里盲目地等待。有时候，孕妈妈过于劳累也可能引起胎动次数的增加，孕妈妈要注意不能过于劳累，要注意休息。

不要为胎动过于担心

随着怀孕日期的增加，胎动会越来越规律，孕妈妈基本上能较为准确地感觉到胎动，但是仍然不能作为监护胎儿的可靠指标。孕妈妈不要为胎动的减少或者增加而感到烦恼，除非是有非常明显的变化。现在检测胎动不太可靠，要到本月月末才可作为监测胎儿生长发育的方法。

保持好心情

随着怀孕的进展和体形的变化，准妈妈可能会感到更脆弱，需要更多的关心。比如存在着一些担心和疑虑，如胎儿的性别、长相及胎儿发育是否正常，这些都是挂在准妈妈心中的大事，有时心情不好，会出现情绪波动。准妈妈一定要做好心理调试，保持好心情。

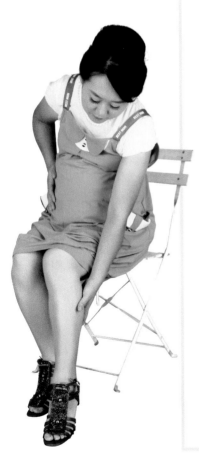

和准爸爸一起散步

在傍晚的时候，吃完晚饭和准爸爸一起出去散步，一边慢慢绕着小区走几圈，一边和准爸爸谈谈心，也让准爸爸和胎儿说几句话，让他感觉做爸爸的幸福。

多和胎儿交流

给胎儿讲述自己的心情、期待和对未来的设计。准妈妈可以给胎儿哼唱一首歌，或者与胎儿一同听音乐，与胎儿讲准妈妈对音乐的感受。准妈妈会随时随地地交流中感受到准妈妈与胎儿息息相通。

让每天都有色彩

在心情有一些灰暗的日子里，要让周围环境充满色彩。比如花瓶中黄色的花朵，黄色的枕头、靠垫或黄色的桌布，它们有着神奇的魔力，当准妈妈的眼睛饱餐了欢快的颜色，心情自然也就好转起来。

第4次产检（24周）

这个月的检查项目跟上个月差不多，以确保胎儿的生长发育情况正常。此外，还要进行B超检查，准爸妈可以通过B超第一次看见成形的胎儿了。

1.超声波全面检查：此阶段胎儿的发育已经完成，身体不大不小，正适合对胎儿进行一次全面的检查。过了这个阶段以后，胎儿将会占据整个子宫，不太容易看到他的全貌，并且即使发现畸形，也不太可能终止妊娠。

2.胎儿心脏共鸣检查：如果准爸爸、准妈妈的直系亲属中有人患有心脏病，或者以前妊娠的胎儿心脏有异常，或者由于用药而担心的话，就应该进行此项检查。

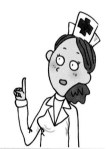

产前随访记录表	
孕周	
随访日期	
主诉	
体重(千克)	
血压(毫米汞柱)	/
宫高(厘米)	
腹围(厘米)	
胎位	
胎心率(次/分)	
血红蛋白(克/升)	
尿蛋白	

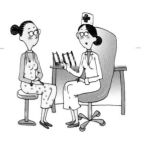

产前随访记录表

其他辅助检查		
指导	个人卫生	
	膳食	
	心理	
	运动	
	自我监测	
	分娩准备	
	母乳喂养	
下次随访日期		
医院名称		
医生签名		

孕7月孕妈妈、胎儿的变化

孕妈妈的变化

出现紫色妊娠纹

孕妈妈腹部、臀部和胸部上开始出现紫色的条状妊娠纹。由于皮下脂肪没能随着皮肤的膨胀而增加，于是导致微血管的破裂，因此出现妊娠纹。润肤乳和润肤液也无法消除妊娠纹。但分娩后会淡化，所以不用过于担心。

胎动越来越明显

接近怀孕后期，胎动会越来越强烈。胎儿可力地踢腿，而且还可以上下跳动。每个孕妈妈动的次数和程度都不一样，所以不用特别次数和强度。一般情况下，多动的胎儿而胎动次数相对较少时，可以通过胎心认胎儿的健康状况。并不是胎动少的胎康，所以不必过于担心。

血压有所上升

该时期孕妈妈血压会稍有上升，属正常现象，无须担心。但如果孕妈妈血压升高至140/90毫米汞柱（18.7/12千帕）以上就会对胎儿及自身产生严重影响。如果孕妈妈血压异常，应该立即前往医院接受专业医生的检查。

胎儿的发育

开始有呼吸

胎儿肺内的肺泡开始发育，肺泡的数量会继续增加，到出生后会达到8个。肺泡周围为胎儿提供吸入氧气、排出二氧化碳的血管数量呈几何级数增加。

这时鼻孔已经张开，可以利用自身的肌肉练习呼吸。但是肺内还没有空气，所以还不能进行真正的呼吸。

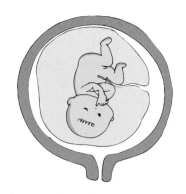

视觉、听觉逐步发育

胎儿的眼皮已经完全形成了，而且生成了眼球，所以可以睁开眼睛。瞳孔要在出生几个月后才能变为正常的颜色。眼睛可以看前面，也能调整焦距。另外，连接耳朵的神经网也比较完善，所以对一些声音能作出相应的反应。

本月孕妈妈应这样吃

需要重点补充哪些营养

补充卵磷脂

卵磷脂能保证胎儿脑组织的健康发育，是非常重要的益智营养素。若孕期缺乏卵磷脂，就会影响胎儿大脑的正常发育，准妈妈也会出现心理紧张、头昏、头痛等不适症状。含卵磷脂多的食物有大豆、蛋黄、坚果、谷类、动物肝脏等。

孕晚期铁元素至关重要

胎儿在最后的3个月储铁量最多，足够出生后4个月造血所需。如果此时储铁不足，在婴儿期很容易发生贫血。

准妈妈若在此时因缺铁而贫血，就会头晕、无力、心悸、疲倦等，分娩时会子宫收缩无力、滞产及感染等，并对出血的耐受力差。所以，在孕晚期一定要注重铁元素的摄入量，每天应达到35毫克。铁主要存在于动物肝脏、瘦肉和海鲜类食物中。增加动物性食品摄入量的同时，要多吃含维生素C的水果、蔬菜，可促进铁的吸收。

吃什么，怎么吃

饮食要以量少、多样为主

饮食要以量少、丰富、多样为主，一般采取少吃多餐的方式进餐，要适当控制进食的数量，特别是高蛋白、高脂肪食物，如果此时不加限制，过多地吃这类食品，会使胎儿生长过大，给分娩带来一定困难。

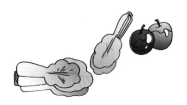

饮食的调味宜清淡些

脂肪性食物里含胆固醇量较高，过多的胆固醇在血液里沉积，会使血液的黏稠度急剧升高，血压升高，严重的还会出现高血压脑病，如脑出血等。饮食的调味宜清淡些，少吃过咸的食物，每天饮食中的盐量应控制在7克以下，不宜大量饮水。

体积小、营养价值高的食物

如动物性食品，避免吃体积大、营养价值低的食物，如土豆、地瓜，以减轻胃部的胀满感。特别应摄入足量的钙，准妈妈在吃含钙丰富的食物的同时，应注意维生素的摄入。

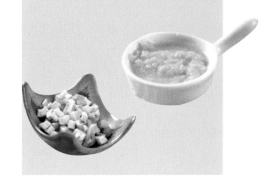

教你明明白白看懂B超单

怀孕期间，孕妈妈将做3~4次的超声波检查，你是不是特别想知道B超报告单上的名词和字母都是什么意思呢？

B超单上的字母含义

GS —胎囊

胎囊又称孕囊。月经28~30天规则来潮的妇女，停经35天，B超下就可以在宫腔内看到胎囊。在怀孕6周时胎囊直径约2厘米，孕10周时约5厘米。胎囊位置在子宫的宫底、前壁、后壁、上部、中部都属正常；形态圆形、椭圆形、清晰为正常；如胎囊为不规则形、模糊，且位置在下部，孕妈妈同时有腹痛或阴道流血时，可能要流产。

FE—胎芽

早期胎儿。B超在怀孕6~7周可见胎芽。

CRL—头臀长

为胎儿头与臀之间的距离，表示胎体纵轴平行测量最大的长轴，主要用于判定孕7~12周的胎龄。在6~13周之间估计孕龄（周）=头臀长+6.5（厘米）。

BDP—胎头双顶径

胎儿头部左右两侧之间最宽部位的长度，又称为"头部大横径"。孕足月时应达到9.3厘米或以上。按一般规律，在孕5个月以后，基本与怀孕月份相符，也就是说，妊娠28周（7个月）时BPD约为7.0厘米，孕32周（8个月）时约为8.0厘米，以此类推。

孕8个月以后，平均每周增长约为0.2厘米为正常。当初期无法通过CRL来确定预产日时，往往通过BPD来预测；中期以后，在推定胎儿体重时，往往也需要测量该数据。

H—胎心

B超于怀孕7~8周、最早孕6周末可见胎心跳动。胎心跳动的频率正常为每分钟120~160次之间。

FL—股骨长度

是胎儿大腿骨的长度，又称为"大腿骨长、股骨长"。指胎儿大腿根部到膝部间股骨的长度。它的正常值与相应的怀孕月份的BPD值差2~3厘米，比如说BPD为9.3厘米，股骨长度应为7.3厘米；BPD为8.9厘米，股骨长度应为6.9厘米等。一般在妊娠20周左右，通过测量FL来检查胎儿的发育状况。

SP—脊椎

孕12周后可见胎儿脊柱，孕20周则清晰可辨。胎儿脊柱连续为正常，缺损为异常，可能脊柱有畸形。

Cord—脐带

正常情况下，脐带应漂浮在羊水中，如在胎儿颈部见到脐带影像，可能为脐带绕颈。

AMN—羊水

MVP（最大羊水池垂直羊水深度）在3～7厘米之间为正常，超过7厘米为羊水增多，少于3厘米为羊水减少。

AFI（羊水指数）以孕妇的脐部为中心，分上、下、左、右4区域，将4个区域的羊水深度相加，就得到羊水指数，孕晚期羊水指数的正常值是8～18厘米。超过18厘米为羊水增多，少于8厘米为羊水减少。AFI在判断羊水多少方面更科学一些。

FM—胎动

B超于孕8～9周就可见到胎动。有、强为正常，无、弱可能胎儿在睡眠中，也可能为异常情况，要结合其他项目综合分析。

孕期至少做4次B超

怀孕早期（孕1月～孕3月）

停经6周后，除了妇科常规检查外，应通过B超确定宫内妊娠是否正常，例如宫腔内探查不到任何妊娠征象，而在子宫腔外探到异常的包块，结合其他的临床表现和实验室检查结果就可以考虑宫外孕可能。

所以一般提倡于怀孕早期通过做B超明确是否是正常妊娠或双胎、葡萄胎等。如早期无任何异常，至少在11～13周做一次B超。

怀孕中期（孕4月～孕7月）

在孕20～24周，需要做一次B超，是第一次系统排畸的检查。

在孕28～32周，再复查一次B超，能比较清晰地了解胎儿组织器官发育情况，从而了解胎儿是否存在畸形。如有畸形，应根据产科医生建议和相关的政策来确定是否终止妊娠。

怀孕晚期（孕8月～孕10月）

在36～38周预产期前，做B超可以明确羊水的多少和胎盘的功能，以及胎儿有无脐带绕颈。如果有羊水过少，胎盘钙化，胎儿脐带绕颈，需要结合临床再考虑是否继续妊娠，同时，B超可以根据胎儿的头径、骨骼的测量估计胎儿的体重，明确胎儿的胎位，来预测孕妈妈是否能够自然分娩。

孕25周生活指导

如何判断腹部大小是否正常

怀孕以后，大部分孕妈妈都会关心自己腹部的大小是否正常。孕妈妈的体型和腹部的形状决定了腹部大小，而在定期检查时，医生通过对子宫高度的测量，就可以发现胎儿有无异常。

正常的子宫底高度随怀孕月数的不同，标准也不尽相同，但是这些子宫底标准并不一定适合所有的胎儿。因为胎儿的位置、羊水量、孕妈妈的脂肪状态等各种条件不同时，即使胎儿的发育正常，也会存在一定的差距。如果子宫底高度在标准值的±2厘米范围内时，就可以认为胎儿一切正常。

孕妈妈子宫底的高度不仅是胎儿大小的尺度，也是胎儿发育速度的基准。比如，怀孕7个月时，子宫底高度是26厘米，但是怀孕8个月时，如果仍然是26厘米，就说明胎儿的成长速度慢。只有肚子的形状和大小都在标准值允许的范围内不断增大时，才能肯定胎儿的发育比较正常。

子宫底高度的测量	
怀孕月数	子宫底高度
4个月末	12厘米
5个月末	15厘米
6个月末	21厘米
7个月末	24厘米
8个月末	27厘米
9个月末	30厘米
10个月末	33厘米

决定腹部大小的因素

孕妈妈的体型

孕妈妈的体型不同，腹部大小看起来也有所不同。孕妈妈的体型娇小时，腹部就显得大，而且隆起的速度快。

腹部的形状

一般来说，腹部的形状决定腹部的大小。向两边扩展的腹部显得比较小，向前鼓起的腹部显得比较大。消瘦的孕妈妈的腹部通常显得又大又圆。

羊水量

羊水量也影响腹部的大小。羊水量根据着孕妈妈体质有所不同。羊水过多或过少时，都会引起各种问题。

怀孕次数

在怀孕中，有生育经验的经产妇身体变化比初产妇更快。经产妇的腹部曾经被扩张过，所以腹部会隆起得比较突出。

适宜姿势好睡眠

保持左侧卧位

左侧卧位是最佳的睡眠姿势，可以改善子宫血液的循环，改善胎儿脑组织的血液供给，有利于胎儿的生长发育。睡觉时将上面的腿向前弯曲接触到床，这样腹部也能贴到床面，感觉稳定、舒适。

避免仰睡

仰卧时，增大的子宫压迫脊柱前的下腔静脉，阻碍下半身的血液回流到心脏，而出现低血压。孕妈妈会感觉头晕、心慌、恶心、憋气等症状，且血色苍白、四肢无力、出冷汗等。供应子宫、胎盘的血流量也相应减少，对胎儿发育不利。

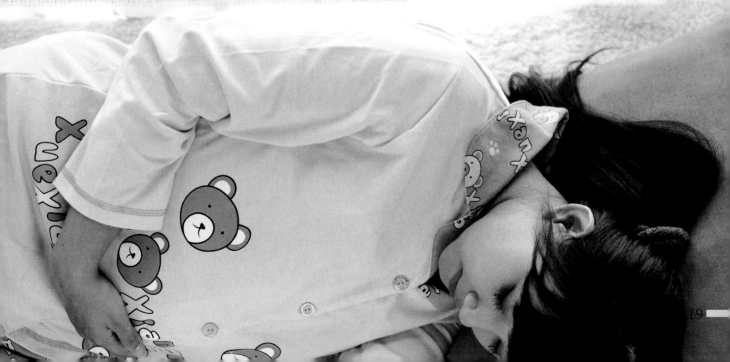

孕26周生活指导

缓解骨盆痛的保健操

    孕妈妈坐在有靠背的椅子上，身体挺直地靠在椅背上。这样一方面可以避免身体弯曲而增加腹部的压力，另一方面可把身体的重力转移于椅背，从而得到充分的休息。然后用靠垫来垫脚，两腿适当地分开，以免压迫腹部。站立时要保持身体直立，这样可尽力收缩前方的腹壁肌肉，使骨盆前缘上举，这样可以有效缓解骨盆痛。

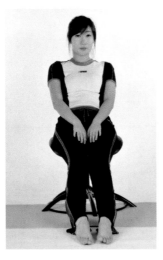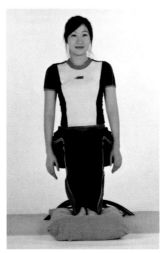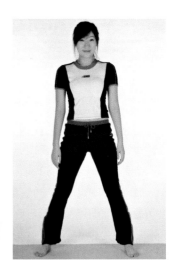

    孕妈妈仰卧、屈膝，腰背缓缓向上呈反弓状，复原后静10秒钟再重复。两手掌和膝部着地，头向下垂，背呈弓状，然后边抬头，边伸背，使头、背在同一水平上。此保健操能有效缓解骨盆痛。

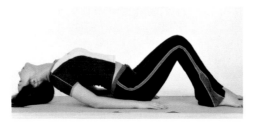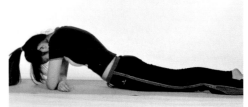

孕妈妈的正确姿态

孕妈妈的行走坐卧将对胎儿产生越来越大的影响，平日一些见怪不怪的习惯，孕妈妈要注意了。

正确坐姿

背部紧贴椅背，最好能在靠近肾脏的地方安置一个柔软的小枕头。有些职业女性怀孕后更应提高警惕了，工作期间要时常站起身来走动一下，这样不仅有助于血液循环，同时也为胎儿预留了活动空间，一举两得。

正确走姿

微收下颌，后背挺直，臀部绷紧，一步一步地走，切不可以走得太快，更不可踮着脚尖走路。强调挺直背部，一方面是为了给腹中胎儿一个相对宽裕的空间。另一方面，怀孕中后期的孕妈妈，因腹部隆起比较大，容易遮挡住脚前方的视线，继而使得她们在行走途中发生意外。

注意前置胎盘的影响

前置胎盘是指胎盘部分或全部附着于子宫下段或覆盖在子宫颈内口上。根据胎盘遮盖宫颈内口面积的多少，可分为完全性前置、部分性前置及低置胎盘。

前置胎盘的表现为怀孕晚期或分娩开始时无诱因、无疼痛的阴道出血。完全性前置胎盘出血时间早，出血量多且反复发生；部分前置及低置胎盘者的出血晚些、少些。由于胎盘位置在子宫下段，易发生胎位不正或胎头高浮，增加了难产率。

如果程度轻微，只要出血止住了，胎儿还能平安产出。遇到这种情况一定要安静地配合医生，积极治疗。如果出血过多，孕妈妈就要考虑尽快终止妊娠，采用剖宫产分娩。

孕27周生活指导

孕妈妈可能出现的异常情况

孕妈妈目前已处于孕中期末，因而极有可能会出现一些有别于妊娠早、中期的异常情况。知彼知己，百战不殆。只有各位妈妈心里有所准备，遇到紧急情况才可能作出恰当处理。

阴道出血

通常只是少许血性黏液流出，民间俗称为"见红"。随着产期临近，孕妈妈子宫下段不断被拉长，以至于子宫下段及宫颈内口附近的胎膜与子宫壁分离，造成毛细血管破裂出血的结果。如果阴道出血，并无伴随性腹痛，则可能是胎盘位置异常，如胎盘前置、胎盘早期剥离等。孕妈妈一旦遇到此种情况，应到医院检查处理，确认是否为早产先兆，以保母婴平安。

妊娠高血压综合征

常常伴有头痛、眼花等表象，极端者可能出现昏迷或抽搐。妊娠高血压综合征是导致孕产妇死亡的一个危险因素，并可能会严重危及胎儿的生命安全。孕妈妈应及时自查，出现类似状况尽早就医。

胎膜早破

具体症状是阴道突然涌出大量液体，而且持续不断，时多时少。一旦孕妈妈胎膜破裂，诱发其他器官感染的机会就会增加，严重者可造成脐带脱垂。如果孕妈妈突然遭遇此种情况，自己和家人都要切记：使孕妈妈平卧，抬高臀部，用担架或救护车送医就诊。

阵发性腹痛

孕27周，马上就要进入孕晚期了，孕妈妈的子宫敏感度增加，以至于常常感觉腹部有阵发性紧绷感，但一般情况下无明显疼痛。如若子宫阵发性收缩的强度不断强化，孕妈妈明显感觉到腹痛，并且腹痛的频率开始增加，一旦阵痛达到每5分钟1次，每次持续半分钟左右之时，孕妈妈极有可能出现早产，应及时送往医院就诊。

胎心率不稳

有的过快有的过慢，或搏动力量减弱。每分钟160次以上或120次以下，都视为胎心率异常不规则，说明胎儿处在不明危险的状况之中，应立即入院。

胎动次数减少

通常胎动不可少于10次/12小时。如果此间胎动次数减少，或12小时内未感觉到胎动。则很有可能是胎儿宫内缺氧的表现，孕妈妈应立即入院。

配置孕妈妈的小药箱

不少孕妈妈宁可自己吃苦，也不愿药物伤害胎儿，甚至连医生指导下的服药也不敢。其实有病不治同样可能带来伤害。只要坚持在医生的指导下正确用药，不仅能确保孕妈妈和胎儿的安全，还能减少胎儿感染某些疾病的机会。

助消化药

多数孕妈妈常有恶心、呕吐、消化不良等症状。可服干酵母或多酶片2～3片，每日3次。也可服健脾胃的中药，如大山楂丸等。

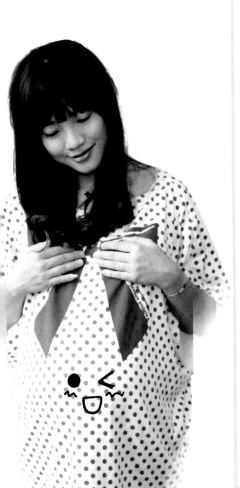

防治痔疮的药

怀孕后期，腹内压增加及子宫增大压迫影响静脉回流，容易导致静脉易曲张，同时还会加重痔疮的发生和发展。必要时可服用缓泻剂软化大便，可选用乳果糖、甘油等。

补血药

怀孕时，孕妈妈的血容量增加，对铁的需要量相应增加。单靠每日的饮食补充是不够的，应添加常规补铁剂。

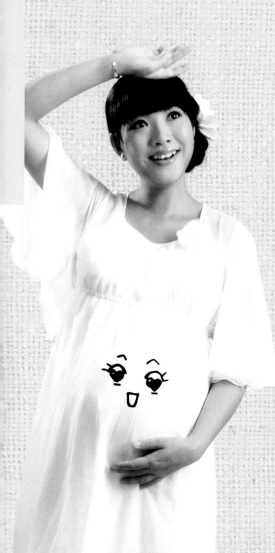

孕28周生活指导

尽量减少对皮肤的刺激

由于激素的平衡被破坏，所以孕妈妈的皮肤在妊娠期间会变得非常敏感。孕妈妈全身会泛红，同时长出很多米粒大小的疙瘩。有时孕妈妈会感觉身体严重痒痛，甚至令人无法入睡。为了预防皮肤疾病，最好穿纯棉内衣。另外，洗衣服时要比平时多漂洗几次，这样可以将洗衣粉引起的皮肤刺激降到最低。

孕晚期正确认识假宫缩

孕期进入28周，标志着孕晚期的来临，孕妈妈需要注意的事情更多了，面临的状况也更多了。孕妈妈一定要避免一次行走路途太长，也不要站立时间过长。

此时孕妈妈的肚子可能偶尔会感觉到一阵阵地发硬或发紧，如果不出意外，这就是所谓的假宫缩现象。假宫缩也叫迁延宫缩，是指真正分娩前连续多日频繁地发生宫缩现象。孕妈妈进入孕28周，无论站或坐，只要一个姿势保持稍久，腹部便会一阵阵地变硬，也就是假宫缩出现了。这大约是由于临产前子宫下段受胎儿头部下降的拉力刺激而导致的。

正常情况下，假宫缩并不伴有剧烈疼痛，每次间隔时间不等。可能十几分钟一次，也可能一个多小时一次，每次持续的时间也不尽相等，几分钟到十几分钟的可能都有。如果孕妈妈感到疲劳，或者情绪十分兴奋时，假宫缩更容易发生，这只是临近分娩之前正常的征兆之一。但值得注意的是，万一孕妈妈假宫缩急剧频繁，并伴有痛感或出血现象时，则应立即送医就诊。

平衡血压要有尺度

在怀孕20周以后，如果有血压升高、水肿、小便化验发现尿蛋白，就可诊断为"妊高征"了。患有妊娠高血压综合征，血液流通不畅，孕妈妈会出现头晕、眼花、胸闷及恶心呕吐的症状，而且母体不能顺利向胎盘供给营养，从而导致胎盘功能低下，造成胎儿所需的营养和氧气的不足、发育不全，甚至会出现死胎。

定期检查

定时做产前检查是及早发现妊娠高血压综合征的最好方法。每一次检查，医生都会量体重、测量血压并验尿，还会检查腿部水肿情况。这些都是判别妊娠高血压综合征的重要指标，如有异常医生会及早诊治，使病情得到控制。

自我检测

孕妈妈要经常为自己量量血压、称称体重，尤其是在怀孕36周以后，每周都应观察血压和体重的变化。

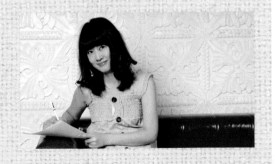

保证营养

大量摄取优质蛋白质、钙和植物性脂肪，蛋白质不足时会弱化血管，加重病情。同时，应注意摄取有利于蛋白质吸收的维生素和矿物质。

及时就医

如果出现妊娠高血压综合征症状，需用药物治疗。若胎盘功能不全日益严重并接近围产期，医生可能会决定用引产或剖宫产提前结束怀孕。

左侧卧位休息法

治疗妊娠高血压综合征最有效的方法是坚持卧床休息，采取左侧卧位，使子宫血液更加流通，增加肾脏血流量，使水分更容易排出。

减少盐分

盐分摄入过多会导致血压升高，影响心脏功能，引发蛋白尿和水肿。要严格限制盐的摄取，每天不要超过7克。

保持平和的心态

心理压力大的情况也容易患上妊娠高血压综合征。不要有精神压力，保持平和的心态也是防治妊娠高血压综合征的重要手段。

避免过劳

避免过度劳累，保障休息时间，每天的睡眠时间应保证8小时左右，这样可以避免出现低蛋白血症和严重贫血，降低妊娠高血压综合征的发生概率。

第5次产检（28周）

　　这个月要进行一次常规的孕期检查。为了评估患有妊娠高血压综合征的可能性，要进行一次尿蛋白检查。如果从小便中检查出蛋白或一天里水肿始终不消的话，患有妊娠高血压综合征的可能性就比较大。

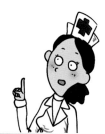

产前随访记录表	
孕周	
随访日期	
主诉	
体重(千克)	
血压(毫米汞柱)	/
宫高(厘米)	
腹围(厘米)	
胎位	
胎心率(次/分)	
血红蛋白(克/升)	
尿蛋白	

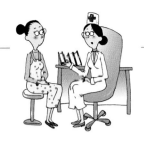

产前随访记录表

其他辅助检查		
指导	个人卫生	
	膳食	
	心理	
	运动	
	自我监测	
	分娩准备	
	母乳喂养	
下次随访日期		
医院名称		
医生签名		

孕8月孕妈妈、胎儿的变化

孕妈妈的变化

出现规律性的宫缩

孕妈妈每天出现几次子宫收缩。一般情况下，每天有规律地出现4～5次的子宫收缩，这时最好暂时休息。但是，如果出现子宫收缩的频率很高，就有可能发生早产。所以，这时应该去医院接受诊断。

可能出现尿失禁现象

打喷嚏或放声大笑时不知不觉出现尿失禁的现象，这是由于增大的子宫压迫膀胱而引起的，不用太担心。尿失禁一般出现在腹部增大的孕30周以后，分娩后这种症状会自然消失。平时不要憋尿，尽量在感觉到尿意之前就排尿。

体重迅速增长

孕妈妈的体重会快速增长。这个时期，由于胎儿的迅速成长，孕妈妈的体重每周会增长0.5千克左右。剩下的几周内，胎儿将完成出生前1/3甚至一半以上的体重增加。所以，此时一定要特别注意饮食，以便给胎儿提供充分的营养。

胎儿的发育

活动变得迟缓

进入32周后，原先特别活跃的胎儿，明显地变得迟钝了。这并不是胎儿出现问题了，相反，胎儿的成长非常正常。发生这样的状况是由于孕妈妈的子宫内空间对胎儿来说日渐狭小，使得胎儿活动减少。随着子宫可用空间的减少，胎儿不再能做翻筋斗或踢腿等大幅度的动作，取而代之的是左右转动脑袋等一些幅度小的动作。

头部迅速变大

这个时期，胎儿的大脑发育很快，所以容纳大脑的头部也同时变大。虽然这时候不能自己呼吸，不能自己保持体温，但是已经具备身体所需的全部器官，所以此时即使早产，胎儿的存活率也很高。

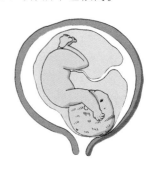

本月孕妈妈应这样吃

需要重点补充哪些营养

平衡补充各种维生素

维生素对胎儿的健康发育起着重要的作用，准妈妈应适量补充各种维生素，尤其是维生素B1，如果缺乏，易引起呕吐、倦怠、乏力等不适症状，并易造成分娩时子宫收缩乏力，使产程延缓。

孕晚期准妈妈容易出现贫血症状。为了防止分娩时出血过多，应该及早多摄取铁质。

多晒太阳，摄入充足的钙

在孕晚期，由于胎儿的牙齿、骨骼钙化需要大量的钙，因此准妈妈对钙的需求量明显增加。准妈妈应多吃芝麻、海带、蛋、骨头汤、虾皮汤等富含钙质的食物。一般来说，孕晚期钙的供给量为每日1200毫克，是怀孕前的1.5倍。此外，还应多进行户外活动，多晒太阳。

吃什么，怎么吃

喝点五谷豆浆

豆浆具有很高的营养价值，一直是我国传统的养生佳品。而五谷豆浆综合了五谷的营养价值，非常适合孕期食用。准妈妈每天喝一杯五谷豆浆，可增强体质、美容养颜、稳定血糖、防止孕期贫血和妊娠高血压等，可谓益处多多。

吃些紫色蔬菜

不同颜色的蔬菜，含有不同的营养。蔬菜营养的高低遵循颜色由深到浅的规律，在同一种类的蔬菜中，深色品种比浅色品种更有营养。紫色蔬菜包括紫茄子、紫甘蓝、紫洋葱、紫山药、紫扁豆等。这类蔬菜中含有花青素，它能给人体带来多种益处，如增强血管弹性、改善循环系统、预防眼疲劳等。因此，准妈妈应该多吃紫色蔬菜。

少吃甜食

甜食不仅指糖，米、面、糕点都属于甜食。甜食摄入过多会使母体内的血糖陡然升高又很快下降，不利于胎儿的生长发育。吃了太多的甜食后会感到口渴，而消渴则需要大量饮水，这样不仅增加心脏和肾脏的负担，还影响其他营养物质的摄入。

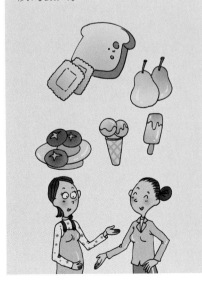

本月产检重点： 子痫前症

　　子痫前症，以前多半被称之为妊娠毒血症，在产科学上和出血及感染并列为造成母亲死亡的三大原因。此外，子痫前症也会对胎儿的成长发育造成影响，甚至可能造成胎儿胎死腹中。因此，对子痫前症能有基本的认识对产科的医护人员与即为人母的准妈妈而言都是相当重要的。

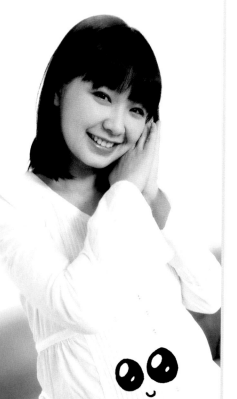

子痫前症的临床发现

　　子痫前症的患者会有哪些症状与征候呢？主要有下列几种？

血压高

　　子痫前症的患者其动脉会有血管收缩的现象产生而致患者的血压上升，若怀孕妇女的血压持续上升至140/90毫米汞柱，则应怀疑及警觉是否为子痫前症。

体重增加

　　怀孕妇女体重突然快速上升往往是紧接着将发生子痫前症的警讯。一般而言，妊娠期间每周体重约增加450克。若产妇体重每周增加超过900克以上或一个月增加2700克以上都应怀疑有发展为子痫前症的可能。

蛋白质增加

　　子痫前症患者蛋白质的产生往往在高血压及体重过度增加之后。而蛋白质的程度也随着子痫前症的严重程度而增加。

头痛

头痛的情形在轻微子痫症患者较少发生，但对严重子痫前症患者而言，其出现的频率将增加。一般而言这种头痛大都在前额部分且一般的止痛并无法缓解。而在子痫症发作之前往往都伴随有严重的头痛发生。

视觉模糊

视觉模糊是严重子痫前症的症状，表示患者很可能将产生子痫症。

总而言之，子痫前症早期往往是没有症状的，而产妇本身又很难对其早期征候（血压上升及蛋白尿）有所警觉。而若当头痛、视觉模糊等症状出现时，往往已是严重子痫前症而有子痫症发作的危险。因此，适当时机且定期的产前检查以早期侦测子痫前症的发生就显得相当重要。

子痫前症的检查

手测法：将大拇指压在小腿胫骨处，当压下后，皮肤会明显地凹下去，且不会很快地恢复，即表示有水肿现象。准妈妈若要预防水肿的发生，平时可穿着弹性袜，睡觉时将双脚抬高，并以左侧位躺。

实验室检查：血压、蛋白尿、尿糖检查，如血压偏高，又出现蛋白尿、全身水肿等情况时，准妈妈须多加留意，以免有子痫前症的危险。另外心电图、肝胆B超的检查，要根据孕妇情况复查血糖、胆汁酸。

子痫前症的预后

子痫前症发生后对产妇及胎儿而言，其预后状况主要取决于发生时胎儿的妊娠周数，产妇住院治疗是否其严重度有所改善，胎儿生产的时机以及是否发生子痫症。一般而言，越早发生的子痫前症以及越严重的子痫前症则不管对产妇或胎儿而言其预后越差。而子痫前症严重时将会影响其凝血功能，造成血小板数目过少而造成出血的危险，此外亦可能导致肝脏、肾脏功能受损，严重时则造成产妇死亡。而对胎儿而言，子痫前症会影响胎儿的胎盘血流供应进而影响胎儿的生长发育，甚至有引发早产及胎死腹中的危险。

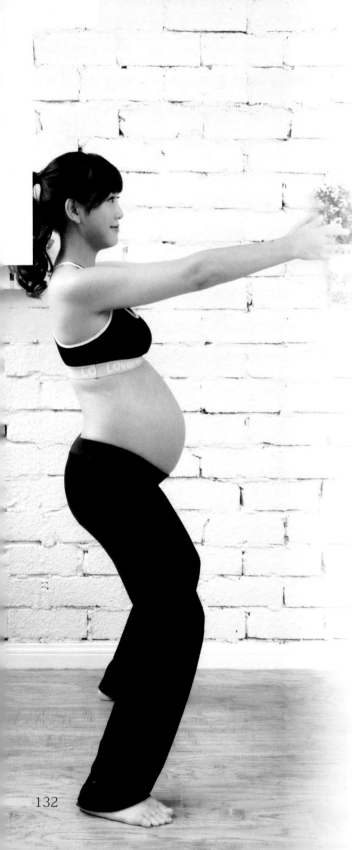

孕29周生活指导

胎位不正的治疗方法

如果遇到胎位不正的情况，孕妈妈可以参考以下几种方法对其进行治疗：

中医疗法之艾灸

孕妈妈可以在医生指导下，先行仰卧并放松肌肉。医生通常以双侧至阴穴为主穴，它们大概位置是，足小趾顶距离身体轴线较远的一侧。治疗胎位不正配穴：隐白穴、三阴交穴和京门穴。艾灸适宜每日操作1～2次，每次持续时间15分钟左右，5次为一个疗程。艾灸所用的艾条是由艾绒压制而成的，燃烧时可产生一定量的烟雾。有些孕妈妈可能对这种气味比较敏感，可以要求医生使用无烟艾条。

自我矫正法之"胸膝起卧"

操作：床垫、铺垫被子等相对柔软的物品；进行此矫正法之前去一次卫生间，尽量将体内多余的尿液排净，以免起卧时对膀胱造成压力；将腰带放松。

"胸膝起卧"动作要领：呈跪倒姿势；掌心贴于床铺，手臂伸直；屈前臂；胸部贴近床铺；臀部与大腿成直角；保持头低臀高状；侧脸贴于床铺。

上述动作，孕妈妈每日可重复做2～3次，每次坚持10～15分钟，通常5～7天为一疗程。这个简单的方法不需要任何复杂的辅助条件，孕妈妈足不出户就可以做到。但是，一旦孕妈妈在练习过程中出现了头晕、恶心、腰酸难耐等极端现象，应立刻终止锻炼。

孕晚期常见不适及处理方法

孕晚期各种不适纷至沓来，不禁让孕妈妈担心自己和胎儿的健康状况。其实大部分不适是正常的，不会对孕妈妈和胎儿造成不良影响，只要处理得当，就能安然度过。

腰酸背痛

约有1/2或3/4的孕妈妈在孕晚期会感到腰酸背痛。孕晚期背痛的2个主要原因：关节变松弛以便分娩；腹部增大导致形体失去正常姿态。这时孕妈妈站立时要不时调整姿势以适应身体重心的变化。睡觉时在两腿之间塞个枕头，以便支撑背部。孕妈妈还可以在疼痛区敷一个热垫，或按摩疼痛处。

胃灼热

胃灼热是怀孕后期常见症状，当感到胃灼热时，孕妈妈要少食多餐，可以咀嚼一些苏打饼干，避免吃辛辣油腻食物；临睡前不要吃零食，因为躺下很容易胃灼热。若胃灼热难忍，孕妈妈可以咨询医生，服用怀孕期安全的药物。

小腿痉挛

怀孕后期，有些孕妈妈会出现小腿抽筋的现象。这多是由于缺钙所致。另外，孕妈妈的腹部体积增大，加重腿部肌肉的负担。不要饮用含磷较多的软饮料，拒绝快餐食品及加工过的食品。痉挛发生时，可将腿伸直，脚趾向前跷，或用力按摩几分钟即可缓解痉挛。每天睡觉前按摩腿脚，睡觉时把腿稍垫高一些，可起到预防作用。

骨盆痛

孕后期，随着子宫的增大，骨盆的关节韧带被压迫牵拉，会引起疼痛。注意适时休息，可做活动骨盆的运动。

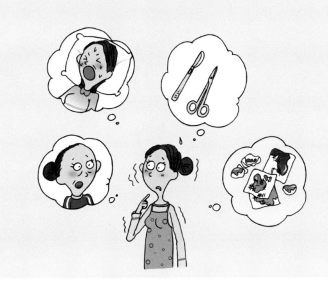

孕30周生活指导

适合孕晚期的运动

　　孕晚期由于腹部和胸部变大，孕妈妈的后背和肩部有可能疼痛。这时可以进行上半身和颈椎训练，这样可以防治颈部疼痛。但需要注意，在最后的12周内，不要做压迫静脉或者阻碍血液循环的运动。

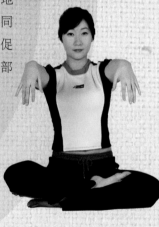

上下举手臂的运动

　　孕妈妈舒适地坐在地板上，然后上举起双臂，并反复地做弯曲或伸直肘部的运动。向上举起手臂时吸气，向下放手臂时呼气。用同样的方法重复做该动作。

抖手运动

　　用力握拳，然后慢慢地松手。从上到下放下手臂，同时用力抖动双手。该运动能促进血液循环，而且能缓解手部紧张的肌肉。

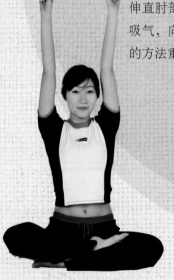

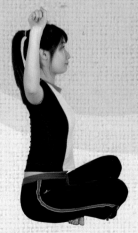

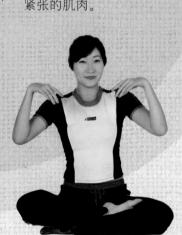

孕妈妈乳腺组织为何出现异常

为了迎接未来不久的哺乳期，孕妈妈的乳房在正常胀大。与此同时，左、右乳峰之间的距离开始变宽，双乳向腋下呈现扩展并下垂的趋势。除了形状的改变之外，乳房周围的皮肤往往伴随着缺乏弹性和张力的状况，双乳的外侧也是妊娠纹多发处。乳房微微胀痛，乳头变大，乳晕变大，颜色变深，这都是女性正常生理反应，具体情况视孕程长短而有所差异，有些孕晚期孕妈妈的乳头甚至会变做枣黑色。

因为孕期体内孕激素水平持续增高，孕妈妈乳腺组织内的腺泡和腺管也相应不断增生，乳房皮下脂肪也渐渐沉积变厚，因此使得乳房的外形发生很大的变化，而且变得敏感。

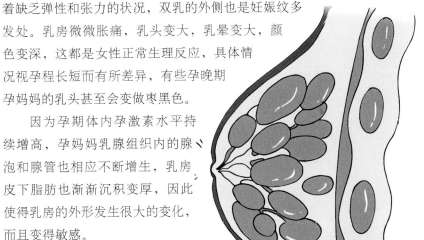

保持轻松的情绪

由于怀孕8个月的时候，胎儿区别声音强弱的神经已经完全，即使不知道言语中的意思，也能敏感地感受到母亲的情绪。当准妈妈感到不安或处于不愉快的激动状态时，体内会释放出肾上腺素。肾上腺素会导致心脏快速跳动，如果肾上腺素经由脐带传递给胎儿，可能会到达胎儿的脑部。结果，胎儿也会处于受压力冲击的状态。

所以，准妈妈应随时调整心态，保持愉快、轻松的心情，以传达给胎儿良好的信息，促进胎儿身心和智力的发育。

注意子宫的五项变化

	留意子宫的变化
1	子宫开始不规则地收缩，强度很弱，然后慢慢地很有规律，强度也越来越大；收缩的时间延长，而中间间隔的时间缩短，间隔的时间在2~3分钟，而持续的时间在50~60秒钟
2	子宫慢慢张开的时候，阴道总是会排出带血的黏液，量比较少
3	分娩的前几天阴道会经常性地突然流出稀薄的液体，量有时多有时少，这称为破水，而这时孕妈妈应该去分娩医院做检查
4	在医学方面，有了产前的预兆还不算是正式临产。还需要再有一个过程和一段时间，而且每个孕妈妈进入临产的时间不同，情况也不同
5	子宫开始很有规律地收缩，间隔的时间是4~5分钟，持续时间50~60秒钟，很有强度。孕妈妈会感到一阵阵的腹痛，子宫开始发硬发紧，腹中宝宝的头也逐渐下降

孕31周生活指导

开始制订分娩计划

　　大多数孕妇对分娩无经验、无知识，对宫缩、见红、破膜感到害怕、紧张，不知所措。如果准妈妈对分娩感到紧张，可以在家人的陪同下到准备分娩的医院去熟悉环境。在出现临产信号时，准妈妈就可以在家人协助下把入院所需的东西准备好，以免临产时手忙脚乱。平时休息时，做些轻松的事，慢慢地做呼吸训练、听听柔和的音乐、看看书或杂志，或者为小婴儿准备些东西。在如此平和的心态下，静静等待宝宝的降临。

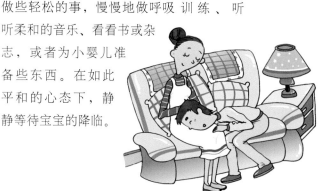

进行助产呼吸技巧训练

　　准妈妈在做这个练习时，应采取仰卧、双膝弯曲、两腿分开、头和双肩抬高的姿势，准妈妈在每次宫缩开始时，深深吸气，并用力向下屏气，以推挤胎儿前进。当宫缩结束时，吸气应缓慢，并且加重，然后慢慢呼气，直到下次宫缩开始。

准备住院用品

　　一般情况下，分娩日期跟预产期有2～3周的差距，所以应该在怀孕第30周以后就做好分娩准备，以便临时住入医院。住院时所需的用品、婴儿用品、住院中产妇日常用品、出院用品等，将这些用品统统装入一个大旅行袋里，然后放在准妈妈或家人都知道的地方。自然分娩时，一般要住院3天；而剖宫产时，要住院5～7天。所以要悉数准备好这段期间所需的物品和出院时婴儿所需的物品。

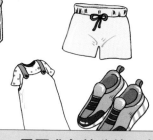

需要准备的分娩必备品	
住院期间准妈妈所需的物品	保健卡、门诊手册、毛巾、基本化妆品、换洗用品、纯棉内裤若干、内衣、袜子、哺乳用胸罩、产妇专用卫生巾、开襟毛衣等舒适的衣服、出院时要穿的外套
住院期间婴儿所需的物品	配方奶粉、奶瓶、尿布、婴儿短上衣
出院时婴儿所需的物品	婴儿睡衣、内衣、毛毯、尿布

尿频怎么办

怀孕初期与后期尿频比较明显的原因

妊娠早期，子宫体增大又未升入腹腔，在盆腔中占据大部分空间，将膀胱向上推移，刺激膀胱，引起尿频。到了孕期的第四个月，由于子宫出了骨盆腔进入腹腔中，因此症状就会慢慢地减缓，但是，进入怀孕后期，大约38周，由于胎头下降，使得子宫再次重回骨盆腔内，尿频的症状就又变得较明显，甚至有时会发生漏尿。

缓解尿频的方法

准妈妈要缓解孕期尿频现象，可从日常生活和饮水量改变做起。也就是说，平时要适量补充水分，但不要过量或大量喝水。外出时，若有尿意，一定要上厕所，尽量不要憋尿，以免造成膀胱发炎或细菌感染。另外，准妈妈要了解尿频是孕期很正常的生理现象，忍耐力自然会增强。

Q 我怀孕31周，尿频，正常吗？

A 孕晚期发生尿频是很正常的。到了怀孕晚期，有将近80%的孕妇为尿频困扰，晚上会经常起床跑厕所，因而严重影响了睡眠质量。

注意仰卧综合征

准妈妈在妊娠晚期常愿意仰卧，但长时间仰卧，很容易出现心慌、气短、出汗、头晕等症状，如将仰卧位改为左侧卧或半卧位，这些现象将会消失，这就是仰卧综合征，也称低血压综合征。

仰卧综合征的发生不仅影响准妈妈生理功能，对胎儿也有危害。心脏输出排血量减少，腹主动脉受压引起的子宫动脉压力减小，都直接关系着胎盘血液供应，对胎儿供氧不足，很快就会出现胎心或快或慢或不规律，胎心监测可显示胎心率异常的图形，以及羊水污染、胎儿血有酸中毒变化等宫内窘迫的表现，甚至带来不幸后果。

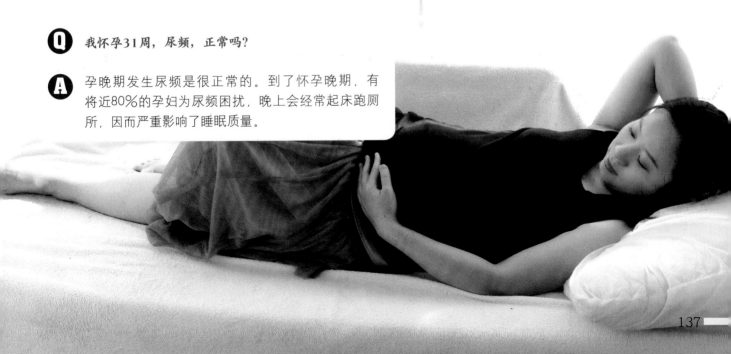

孕32周生活指导

警惕后期异常

　　每个孕妈妈都希望顺利地走过十月怀孕，生个健康聪明的宝宝，但是实际上常常会发生一些意外情况，给分娩造成困难。特别是怀孕后期，更应该小心每一个异常细节，不要让前期计划功亏一篑。

> **Q** 我排便时有少量出血，是怎么回事？
>
> **A** 排便带血的原因有很多，常见的有肛裂、痔疮及直肠息肉等。偶尔出现一次不必紧张，可继续观察，多吃蔬菜、水果，避免便秘。

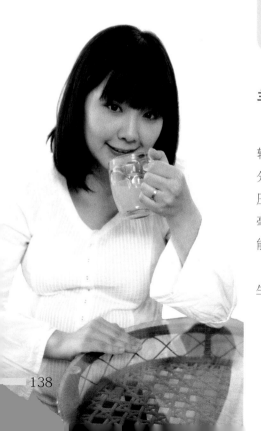

羊水过多或过少

　　羊水是胎儿的摇篮，它能稳定子宫内的温度，保护胎儿不受伤害，并有轻度的溶菌作用。它还可使羊膜保持一定的张力，防止胎盘过早剥离。临近分娩时，羊水可明显缓解子宫收缩导致的压力，使胎儿娇嫩的头颈部免受挤压。然而，羊水的量必须适度，过多、过少均会出现问题。羊水量超过2000毫升，称为羊水过多。其中30%～40%的患者是不明原因的，另外一部分则可能是并发有胎儿畸形或者是多胎妊娠，通过B超检查可以进一步明确原因。

　　羊水量少于300毫升，称为羊水过少。在过期妊娠或者胎儿畸形时可以发生，对胎儿影响较大，甚至发生死亡，所以要十分重视。

胎盘早剥

孕晚期正常位置的胎盘在胎儿娩出前，部分或全部从子宫壁剥离，叫做胎盘早剥。其主要表现为剧烈腹痛、腰酸背痛、子宫变硬，可伴少量阴道出血。剥离面出血过多时，还会出现恶心、呕吐、面色苍白、出汗、血压下降等休克征象。如果不及时处理，会危及母子生命，因此要引起重视。

胎膜早破

胎膜早破后，子宫内部与外界相通，容易导致宫内感染。腹部外伤、宫颈内口松弛、孕晚期粗暴性交、胎膜感染、胎膜发育不良，以及缺乏微量元素锌、铜等都有可能出现胎膜早破。胎膜早破后不久，就应该有规律性宫缩，所以一旦发生胎膜早破，应马上住院待产。

前置胎盘

前置胎盘最主要的表现是在怀孕晚期或临产时，发生无痛性、反复阴道出血。如果处理不当，将会危及母子生命安全，需格外警惕。为了预防胎盘早剥的发生，孕妈妈应注意充分休息，并保证充足的营养，同时还应坚持产前检查，尽量少去拥挤的场所，避免猛起猛蹲、长时间仰卧等。

合理使用补品

女性怀孕后身体出现一系列的生理变化，如内分泌旺盛、血流量增加、心脏负担加重、胃肠功能不好等，这也就是"阳常不足，阴常有余"的道理。特别是人参，准妈妈服用易导致气盛阴耗，阴虚火旺，会加重妊娠呕吐、水肿和妊娠高血压综合征等。

准妈妈妊娠后期原本就很容易出现水肿、妊娠高血压综合征等症状，而人参有抗利尿的作用，会使钠滞留而减少排尿，导致羊水过多，这些都可引起阴道流血、流产或死胎。有些准妈妈发生先兆流产就是因为服用了人参、桂圆等补品引起的。

桂圆也要少用或不用，就连鹿茸、鹿胎膏、鹿角胶等温热大补之品在怀孕期间也不宜使用。准妈妈适宜的补品就是饮食中的蛋白质、维生素、微量元素。只要日常饮食全面、营养充足，准妈妈是不需要使用大补之品的。

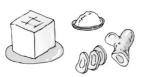

Q 有人对我说，怀孕不能吃鸡，因为鸡是化胎的，这样的说法正确吗？

A 没什么道理，请不必担心。鸡肉含有丰富的营养物质，鸡汤也是滋补品，可以适当吃。

第6次产检（32周）

这个月要进行一次常规的孕期检查。为了评估患有妊娠高血压综合征的可能性，要进行一次尿蛋白检查。如果从小便中检查出蛋白或一天里水肿始终不消的话，患有妊娠高血压综合征的可能性就比较大。

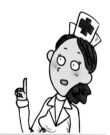

产前随访记录表	
孕周	
随访日期	
主诉	
体重(千克)	
血压(毫米汞柱)	/
宫高(厘米)	
腹围(厘米)	
胎位	
胎心率(次/分)	
血红蛋白(克/升)	
尿蛋白	

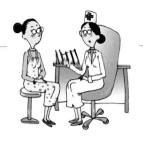

产前随访记录表

其他辅助检查		
指导	个人卫生	
	膳食	
	心理	
	运动	
	自我监测	
	分娩准备	
	母乳喂养	
下次随访日期		
医院名称		
医生签名		

孕9月孕妈妈、胎儿的变化

孕妈妈的变化

子宫底上移

进入怀孕35周时，子宫底高度达到最大，已经上移到胸口附近。子宫会挤压胃部或肺部，同时压迫心脏。所以，此时呼吸困难和胸部疼痛的程度最为严重。这个时期，食欲下降，饮食也变得没有规律，所以容易导致便秘和痔疮。由于胎儿的体重压迫孕妈妈腿部和骨盆神经。所以，有时孕妈妈会出现腿部疼痛和骨盆痉挛症状。

胎动明显减少

进入怀孕最后一个月，孕妈妈会发现胎动次数明显减少。之后几周，胎儿会继续成长，但此时部分羊水会被孕妈妈吸收到体内。虽然胎儿继续成长，但包围胎儿的羊水却在减少，这使胎儿的活动空间也随之变小。因此胎动不如之前活跃。

腹部出现下坠感

肚脐到子宫顶部的距离缩短，会有腹部下坠感，这是胎儿头部进入产道引发的现象。随着胎儿下降，上腹部会出现多余的空间，孕妈妈的呼吸终于变得顺畅，但是骨盆及膀胱的压迫感会加重。腹部下坠感因人而异，有些孕妈妈在分娩前几周就有这种感觉，有些孕妈妈则在阵痛开始后，胎儿向产道移动时才有感觉。

胎儿的发育

器官基本发育完全

除了肺部以外，其他器官的发育基本上接近尾声。为了活动肺部，胎儿通过吞吐羊水的方法进行呼吸练习。胎儿每天从膀胱中排出0.5毫升左右的尿液，所以羊水逐渐被胎儿的尿液所取代。

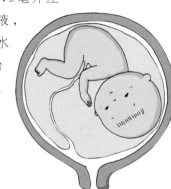

头部开始转向子宫

由于子宫过于狭窄，所以胎儿的活动此时会减少，但胎儿可以自由地活动身体，能控制自己的身体位置和方向。这个时期，大部分胎儿把头部朝向孕妈妈的子宫，开始为出生做准备了。

本月孕妈妈应这样吃

需要重点补充哪些营养

此时应补充足够的铁和钙，饮食上采取少食多餐，多摄取容易消化且营养成分高的食物。

加大钙的摄入量

胎儿体内的钙一半以上都是在怀孕期最后两个月储存的，如果此时摄入的钙量不足，胎儿就会动用母体骨骼中的钙，容易导致准妈妈发生软骨病。富含钙质的食物有牛奶、虾皮、核桃、南瓜子、鱼松等。

适当增加铁的摄入

现在胎儿的肝脏以每天5毫克的速度储存铁，直到存储量达到540毫克。若铁的摄入量不足，就会影响胎儿体内铁的存储，出生后易患缺铁性贫血。动物肝脏、黑木耳、芝麻等含有丰富的铁。

膳食纤维不可少

孕后期，逐渐增大的胎儿给准妈妈带来负担，准妈妈很容易发生便秘。由于便秘，又可发生内外痔。为了缓解便秘带来的痛苦，准妈妈应该注意摄取足够量的膳食纤维，以促进肠道蠕动。全麦面包、芹菜、胡萝卜、地瓜、土豆、豆芽、菜花等各种新鲜蔬菜和水果中都含有丰富的膳食纤维。

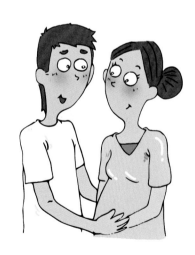

吃什么，怎么吃

储备能量

准妈妈可以多吃一些脂肪和糖类等含量较高的食品，为分娩储备能量。脂肪每天补充60克，糖类每天补充500克左右。多吃一些粥、面汤等易消化的食物。还要注意粗细粮搭配、蔬菜搭配，预防便秘。

多吃能提高睡眠质量的食物

大部分准妈妈在怀孕最后几周睡眠不好。一方面是由于增大的子宫造成身体不适，另一方面也可能是怀着对宝宝即将到来的期待。这时期必须避免食用影响睡眠的食物，如茶、咖啡等富含咖啡因的食物。多吃蔬菜和水果，睡前准妈妈不要大吃大喝，以免影响睡眠。

本月产检重点：
妊娠高血压综合征

妊娠期高血压疾病是妊娠期特有的疾病,包括妊娠期高血压、子痫前期、子痫、慢性高血压并发子痫前期以及慢性高血压。我国发病率为9.4%, 国外报道7%～12%。本病严重影响母婴健康,是孕产妇和围生儿发病和死亡的主要原因之一。

临床表现

妊娠20周后出现高血压、水肿、蛋白尿。轻者可无症状或轻度头晕,血压轻度升高,伴有水肿或轻度蛋白尿;重者头痛、眼花、呕吐、持续性右上腹痛,血压升高明显,蛋白尿增多,水肿明显,甚至昏迷、抽搐。

治疗方案

一般处理

多休息,密切监护母儿状态,间断吸氧,饮食包括充足的蛋白质、热量,不限盐和液体,对全身水肿者适当限盐。

镇静

对于紧张、焦虑或睡眠不好者可给予镇静剂。对于重度子痫或子痫,需要用较强的镇静剂,防止子痫发作。

1.地西泮（安定）。

2.安眠药物。

3.其他：异戊巴比妥钠、吗啡、苯巴比妥及巴妥钠。

扩张血容量

一般不主张应用扩容剂,仅用于严重的低蛋白血症、贫血。可选用白蛋白、血浆和全血。

利尿

一般不主张应用,仅用于全身水肿、急性心衰、肺水肿或血容量过多伴潜在肺水肿者。

解痉

硫酸镁为治疗妊高征的首选药物。应监测血镁浓度使用硫酸镁的注意事项：

1.注意尿量≥25毫升/小时，膝反射和呼吸。

2.慎用呼吸抵制药物。

3.伴有心肌病时，慎用硫酸镁。

4.静脉滴注优于推注。

5.注意体重与剂量的关系与流向速度。

降压

肼屈嗪	可阻断α-受体，使外周血管扩张而血压下降。优点是使心排出量增加，肾、脑血流增加。其不良反应为心率加快，面部潮红，伴有恶心、心悸等不适
柳胺苄心啶	水杨酸氨衍生物，对α、β肾上腺素能受体有竞争性拮抗作用。优点为降压作用良好，血管阻力降低，肾血流量增加而胎盘血流量无减少，并有促进胎儿成熟、减少血小板消耗和增加前列环素水平等作用
硝苯地平	钙离子慢诵道拮抗剂。可阻止细胞外钙离子穿透细胞膜进入细胞内，并抑制细胞内在肌浆网的钙离子释放进入细胞质。药理作用的结果是使全身血管扩张，血压下降。另外，由于平滑肌收缩受抑制，所以对妊高征伴有稀弱宫缩者不仅使血压下降，而且有助于防止先兆早产
硝普钠	硝普钠代谢产物可与红细胞的氢基结合而对胎儿有毒性作用。产后在其他降压药物无效时使用，一般不用于妊娠期。用药期间监测血压

子痫的治疗

控制抽搐，纠正缺氧和酸中毒，控制血压，抽搐终止后终止妊娠。

适时终止妊娠

1.引产：适用于病情控制后，宫颈条件成熟者。

2.剖宫产：适用于有产科指征者，宫颈条件不成熟，不能在短时间内经阴道分娩，引产失败，胎盘功能明显减退或胎儿宫内窘迫者。

预防方法

1.建立健全三级妇幼保健网：开展围妊娠期和围生期保健工作。

2.加强健康教育：使孕妇掌握基本卫生知识，自觉进行产前检查。

3.指导孕妇合理饮食和休息。

孕33周生活指导

不要进行长途旅行

这个时期，为了胎儿和孕妈妈的安全着想，最好不要进行长途旅行。上下班尽量不挤公共汽车，不骑自行车，短途以步行最为安全。

而且这个时期孕妈妈的身体重心继续后移，下肢静脉血液回流受阻，往往会引起脚肿，所以应避免穿高跟鞋，否则因脚重心不稳摔跤，造成早产，将危及胎儿的生命和孕妈妈的健康。

准妈妈的心理调试

进入孕晚期以后，准妈妈子宫已经极度胀大，各器官系统的负担也接近高峰，因此，准妈妈心理上的压力也是比较重的。但准妈妈此时应该学会调节自己的情绪，给自己一个愉快的心情，也给胎儿一个良好的发育环境。

孕晚期的种种忧虑

造成准妈妈的心理压力的，往往不是别人，而是自己的各种忧虑和焦躁情绪，主要有以下几种：

1.胎儿在肚子里一天比一天大了，他动得更厉害了，而且现在出现了白带增多、下肢静脉曲张和水肿等现象，日常生活越来越不便，心里非常焦躁不安，急盼快些分娩，快点结束这段痛苦的日子。

2.越临近分娩就越担心分娩时会不顺利，会有危险。害怕分娩的疼痛，因为没有勇气自然分娩，又害怕剖宫产的种种弊端，因此难以抉择是选择自然分娩还是剖宫产，矛盾重重。

3.担心住院以后看到医护人员的恶劣态度及其他产妇的痛苦状况，会影响自己的情绪和顺利分娩。

改变单一枯燥的生活

不要每天躺着不动，这样只会令人更加懒散，快乐不起来。做点力所能及的家务，或和丈夫一起做些手工制作，不但对准妈妈和胎儿都有好处，还可增加家庭情趣，使自己的生活丰富起来，减少了胡思乱想的时间。

不要老是待在家里，走出去与其他准妈妈或妈妈多交流，从别人身上寻找自己缺少的快乐理由，或者多读一些书，让心沉静下来，平缓不安、焦躁的情绪。

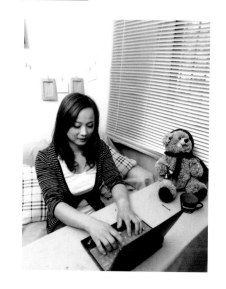

准妈妈的心理自救

10个月的孕育过程对每个女人都是一种考验，心理素质弱的准妈妈很容易会耐不住压力，觉得自己拖着个大肚子熬时光是一种负担。

由于临近预产期，准妈妈对分娩的恐惧、焦虑或不安会加重，有些准妈妈一有"风吹草动"就赶到医院，这些都对准妈妈的身心健康造成了很多影响，对于分娩来说也是极为不利的。比起其他时期的心理保健来说，孕晚期的心理又显得很独特，准妈妈要保持良好的情绪需要注意下面的问题。

保持平和的心态

想办法让自己独立、坚强、快乐起来，从而学会自我调适，七情都别太过度。遇到不尽如人意的事也不要自怨自艾，一蹶不振，要以开朗明快的心情面对问题。对家人要善解人意、心存宽容和谅解，不是很原则的事情就可以大事化小、小事化了，协调好家庭关系。

为分娩做好准备

分娩的准备包括孕晚期的健康检查、心理上的准备和物质上的准备。这一切准备的目的都是为了确保母婴平安，同时这一准备的过程也是对准妈妈情绪的安抚。

如果准妈妈了解到家人及医生为自己做了大量的工作，并且对意外情况也有所考虑，那么，她心中的恐惧就会减少许多。

了解分娩，克服恐惧

克服分娩恐惧，最好的办法是让准妈妈自己科学地了解分娩的全过程以及可能出现的情况，可以对准妈妈进行分娩前的有关训练，也可以多阅读一些有关妊娠、分娩的书籍。这会有效地减轻心理压力，解除思想负担以及做好孕期保健，及时发现并诊治各类异常情况等对克服恐惧均有很多帮助。

学会倾诉

当有不良情绪郁结时，千万不要憋在心里，否则会越积越多。倾诉本身就是一种减压方式，找个合适的时机向家人、朋友、医生倾诉，会让心情逐渐开朗。

Q 我快要生了，但是丈夫总是不上心，我该怎么办？

A 和丈夫谈一谈自己的感觉，这个时候作为丈夫要给予体贴入微、无微不至的关怀，主动承担家务活，避免妻子进行剧烈的劳作，以免引起早产。

孕34周生活指导

确定产后护理人选

越接近分娩，越需要做很多准备工作，其中一件就是必须先确定专门负责产后护理的人选。一般来说，从娘家、婆家、亲戚中挑选一位具有产后护理经验的人拜托其进行产后护理的情况比较普遍。最近，利用坐月子中心或请产后护理员上门服务的情况也越来越多了。

选择坐月子中心时，要仔细比较不同地方的设备和服务等条件都比较完善的地方。尽量多向曾经在该中心服务，选择享受过服务的人了解服务水准。请产后护理员时，要根据产妇的状况商定合理的服务时间，尽量请一位年龄适中、经验丰富的护理员。

有助顺产的产前运动

为了迎接分娩，这时期孕妈妈应该坚持做一些强化骨盆肌肉的运动。另外，在预产期的前2周练习分娩促进运动，将有助于顺产。

下肢运动

坐在椅子上，双脚尽量分开，每次持续10分钟即可。

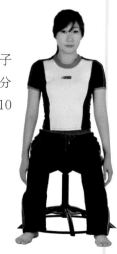

提臀运动

在仰卧状态下屈膝，然后向上推臀部。推上或放下时，大腿和臀部应该用力。通过此运动能强化骨盆周围的肌肉。

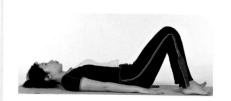

骨盆运动

孕妈妈张开双腿，身体下蹲，同时身体往前倾，以不压迫腹部为准。注意掌握力度，不要过于用力，以免摔倒。

抬腿运动

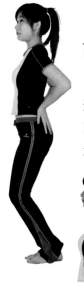

自然站立，将一条腿用力提至45°，脚踝稍微往上提，换腿，重复做。

前后活动骨盆

在站立状态下，双脚分开与肩同宽，然后稍微屈膝。固定上半身后，用力向前推骨盆，然后再向后推骨盆。该运动能锻炼骨盆下方的肌肉。

乳头凹陷短平如何调理

准妈妈出现了乳头凹陷或者过于短小等异常现象，如果在孕期内得到了及时纠正和护理，这种状况还是可以得到很好的改善和缓解的。如下将给出几点提示，希望可以帮助各位准妈妈较为完美地做好产前乳头护理工作。

用温水清洁

怀孕六个月之后，宜每日用温湿毛巾擦洗乳头、乳晕，通过适度清洁保持上皮组织的健康；有针对性地进行伸展和牵拉练习。

做乳头牵拉伸展练习

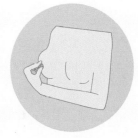

1.将拇指平行放在单侧乳头左右两旁。

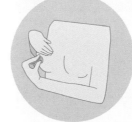

2.以乳头为中心，慢慢向两侧外方用力，将周围皮肤组织展开，令乳头外凸。

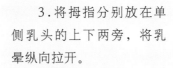

3.将拇指分别放在单侧乳头的上下两旁，将乳晕纵向拉开。

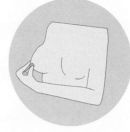

4.拇指、中指和示指抓住乳头同时向外牵拉。

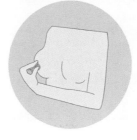

孕35周生活指导

不能忽视的尿路感染

由于女性特殊的生理特征和妊娠期间的身体变化，孕妈妈很容易发生尿路感染。孕妈妈在孕期出现尿路感染表现主要有：尿频、尿急、尿痛甚至还会出现血尿，而直接引发膀胱炎，严重者除了有明显的膀胱炎症状外，还会出现急性肾炎。据研究表明，孕妈妈在怀孕期间尿路感染的发生率在0.5‰左右，如果孕妈妈不及时治疗，就会给胎儿成长带来极大的伤害。

一些不必担忧的孕期问题

随着产期临近，身体上一点细小的变化都会让孕妈妈感到紧张。下面就一些怀孕后期出现的并让孕妈妈感到困惑的身体变化做一些说明。

骨盆痛

孕后期，随着子宫增大，骨盆的关节、韧带被压迫牵拉，会引起疼痛。注意适时休息，即可减轻。

腿部出现痉挛

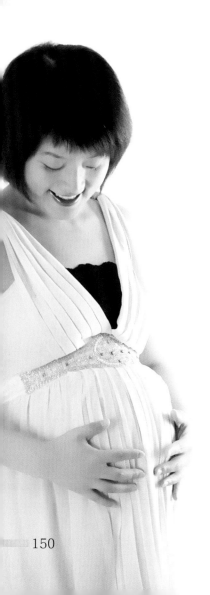

腿部痉挛或抽痛是怀孕后期的常见现象，多发生于夜晚睡觉时。水肿、腿部肌肉过度劳累、缺钙等因素是其主要成因。在发生水肿的时候，由于血液流通不畅导致体内氧气供应不足，也会使小腿发生痉挛。出现这种情况时，应在洗浴时按摩小腿，睡前将双腿稍稍垫高。另外，高弹力长袜和压迫绷带也有助于缓解痉挛症状。

出现水肿

每到下午，孕妈妈会感到全身水肿，这是因为受孕后孕妈妈体内的血液量增加、血液浓度降低，增大的子宫阻碍了下半身的血液循环而导致。为防止腿部水肿，休息时应将双腿稍稍垫高，轻轻按摩腿部，以加快血液循环。另外，应该避免长时间坐着或站立，外出时最好穿高弹力的长袜和矮跟的鞋子。

活动时腹部抽痛

怀孕晚期，孕妈妈有时会感到腹部突然抽痛发硬，这是分娩即将来临的前兆，是子宫肌肉的不规则收缩导致的。出现了上述现象时应卧床，伸直双腿休息。

临产检查的注意事项

怀孕的最后一个月，每周要接受一次定期检查。如果定期检查没有出现异常，在预产期前后两周内就能分娩。临产前检查主要包括了解胎位正不正、血压高不高、有无水肿、尿蛋白；了解骨盆的大小；测量孕妈妈体重等。

产前检查中了解孕妈妈骨盆大小非常重要，因为胎儿从母体娩出，必须经过骨盆，即所谓的"骨产道"，孕妈妈分娩的顺利与否和骨盆的大小、形态密切相关。产前检查可以了解孕妈妈骨盆的大小、形态和估计胎儿大小与骨盆之间的比例。

骨盆的大小是由组成骨盆的各骨之间的距离来显示的，如骨盆各径线测量值正常时，骨盆形态多属正常，胎儿多数能够顺利分娩；反之，如果骨盆过于狭窄、太小不对称或有畸形等，即使测量数值正常，也会影响胎儿的通过，造成难产。

Q 孕晚期需要多运动，请问每天什么时间是孕妇运动的最佳时间呢？

A 清晨运动最好，时间7：30到9：00。孕妇运动15～30分钟，孕妇体质好的可以运动时间长点儿。

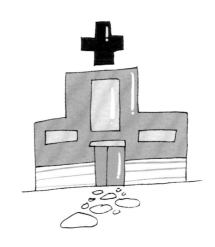

孕36周生活指导

进行胎心监护和胎动的检查

进行胎心监护前的注意事项

在做监护1小时前吃一些食物。最好选择一天当中胎动最为频繁的时间进行，以避免不必要的重复。孕妈妈在做胎心监护时，要选择一个舒服的姿势进行监护，避免平卧位。孕妈妈不要选择饱食后和饥饿时进行胎心监护，因为此时胎儿不喜欢活动，最好在进食后30分钟进行。

无应激试验

此项检查指的就是胎心监护，也是胎心监护想要达到的目的，即无应激试验是否正常。孕妈妈在做无应激试验时应选取一个最舒服的姿势，胎心监护一般需要进行20分钟左右，若20分钟内胎动次数超过三次，每次胎动时胎心加速超过15次/分，并且没有太过频繁的宫缩出现，那么这是一次非常好的结果，说明胎儿在子宫内非常的健康。

缩宫素激惹试验

此项检查是使用低浓度的催产素诱发宫缩，通过胎心监护了解胎心在宫缩时的变异情况，因为一旦胎儿在子宫内处于缺氧的状态，心脏负荷加重，那么他很难在宫缩时维持正常的胎心率，此时医生就会发现问题，并及时予以处理。

注意临产信号

经过十月怀胎，胎儿在子宫里发育成熟，就要离开母体出世了。胎儿要出世，有什么信号呢？如果孕妈妈有以下感觉产生，这就说明胎儿离出生的日子不远了，孕妈妈需要随时做好准备。

孕妈妈腹部轻松感

孕妈妈在临产前1～2周，由于胎儿先露部下降进入骨盆，子宫底部降低，常感到上腹部较前舒适，呼吸较轻快，食量增多。

假阵缩

与临产前的宫缩相比，假阵缩有如下特点：持续时间短、间歇时间长，且不规律，宫缩强度不增加，宫缩只引起轻微胀痛且局限于下腹部，宫颈口不随其扩张。

下腹坠胀

在产期来临时，孕妈妈由于胎儿先露部下降压迫盆腔内膀胱、直肠等组织，常常感到下腹坠胀、尿频、腰酸等。

羊水流出

在分娩前几个小时会有羊水从体内流出，这是临产的一个征兆，应及时去医院。

见红

在分娩前24～48小时，阴道会流出一些混有血的黏液，即见红。这是由于子宫下段与子宫颈发生扩张，附近的胎膜与子宫壁发生分离，毛细血管破裂出血，与子宫颈里的黏液混合而形成带血的黏液性分泌物。若阴道出血量较多，超过月经量，不应认为是分娩先兆，而要想到有无怀孕晚期出血性疾病，如前置胎盘、胎盘早剥等。

其他异常

如有剧烈腹痛或月经样出血时，应赶快去医院接受检查。请准确记录以下几点并告诉医生：

1	子宫收缩开始时间＿＿月＿＿日＿＿时＿＿分，间隔时间为＿＿分，宫缩的持续时间＿＿分
2	见红的时间为＿＿时＿＿分，量＿＿
3	破水的 时间＿＿时＿＿分，羊水量＿＿

以上所述只是分娩的先兆征象，不能作为诊断临产的依据。

孕妈妈睡眠指南

孕妈妈需要注意自己的睡眠姿势。在孕36周，孕妈妈腹部的凸起已经接近最高点了，此时孕妈妈的翻身将变得十分困难，孕妈妈在孕期过程中已经知道，仰卧是不正确的睡眠姿势，而最佳的睡眠姿势是左侧卧。但是在整个夜晚，孕妈妈又不能长期保持一个姿势，所以应采取左右交替的方法缓慢进行。舒适的卧室环境有助于孕妈妈的睡眠，

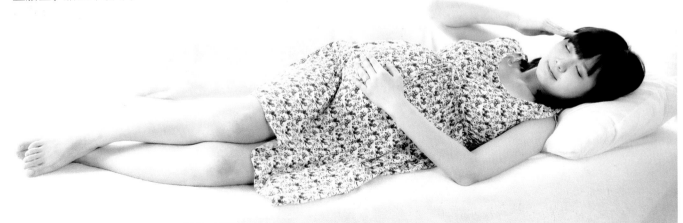

第7次产检（33～35周）

本月要进行两次孕期检查，除了常规检查外，医生会建议准妈妈开始着手进行分娩前的准备工作。

为了给分娩出血做准备，要进行血红蛋白检查，还要进行阴道分泌物涂片检查，这是为了对细菌性阴道炎和滴虫性阴道炎进行诊断，如发现异常要及时治疗，或在分娩时采用剖宫产，以免感染新生儿。

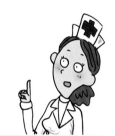

产前随访记录表	
孕周	
随访日期	
主诉	
体重(千克)	
血压(毫米汞柱)	/
宫高(厘米)	
腹围(厘米)	
胎位	
胎心率(次/分)	
血红蛋白(克/升)	
尿蛋白	

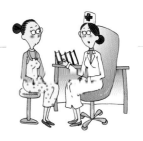

产前随访记录表

其他辅助检查		
指导	个人卫生	
	膳食	
	心理	
	运动	
	自我监测	
	分娩准备	
	母乳喂养	
下次随访日期		
医院名称		
医生签名		

第8次产检（36周）

本月要进行两次孕期检查，除了常规检查外，医生会建议准妈妈开始着手进行胎儿生长超声波评估，以评估胎儿生长速度和安危状况。

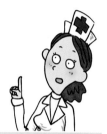

	产前随访记录表	
孕周		
随访日期		
主诉		
体重(千克)		
血压(毫米汞柱)	/	
宫高(厘米)		
腹围(厘米)		
胎位		
胎心率(次/分)		
血红蛋白(克/升)		
尿蛋白		

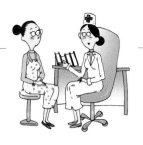

产前随访记录表

其他辅助检查		
指导	个人卫生	
	膳食	
	心理	
	运动	
	自我监测	
	分娩准备	
	母乳喂养	
下次随访日期		
医院名称		
医生签名		

孕10月孕妈妈、胎儿的变化

孕妈妈的变化

子宫变软，分泌物增多

随着分娩期的接近，子宫口开始变得湿润、柔软、富有弹性，有助于胎儿顺产。这个时期，子宫的分泌物会增多，要经常换洗内衣、勤洗澡。有些孕妈妈的子宫口会提前张开，这时最好保持心神稳定，继续观察身体变化。

开始阵痛

腹部感到针刺似的疼痛，并且这种疼痛以30分钟或1小时为间隔持续发生，那么这时就可以认定阵痛开始了。阵痛的时间间隔因人而异。一旦阵痛间隔时间小于30分钟，不要慌张，应在家人的陪同下沉着地做好住院准备。

胎儿的发育

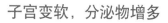

仍在继续成长

这时，胎儿已经完成出生前的所有准备，但是在剩下几周内仍会继续成长，体重也会继续增加。每天生成28克以上的脂肪，皮肤呈有光泽的肤色，长满全身的细毛开始逐渐消退。此时，肺和肠胃也都很发达，而且已具备呼吸能力。

分泌激素

出生前一周内，胎儿的副肾大量分泌出叫做皮质醇的激素。这种激素有助于胎儿出生后顺利完成第一次呼吸。另外，心脏和肝脏、消化器官、泌尿器官也已经完全形成，等待分娩。

为出生做准备

虽然分娩主要是通过孕妈妈的痛苦与努力来完成的，但是从分娩开始的瞬间直到胎儿来到世上为止，胎儿也付出了相当大的努力。配合着子宫的收缩和孕妈妈的用力，胎儿为了从狭窄而且弯曲的产道里挤出来，也在不停地转动身体，变换姿势，并且不停地运动。

本月孕妈妈应这样吃

需要重点补充哪些营养

准妈妈要多吃富含蛋白质、糖类等能量较高的食物，饮食的关键在于重视质量，少食多餐，并选择口味清淡、易于消化的食物。

补充足够的铁

分娩会造成准妈妈血液的流失：阴道生产的出血量为350～500毫升，而剖宫产的出血量最高可达到750～1000毫升。因此，这个阶段的补铁绝不可怠慢，补充量应为每日20～30毫克。

维生素K可防止分娩时大出血

维生素K经肠道吸收，在肝脏产生出凝血酶原及凝血因子，有很好地防止出血的作用。准妈妈在预产期的前一个月应有意识地从食物中摄取维生素K，可在分娩时防止大出血，也可预防新生儿因缺乏维生素K而引起的颅内、消化道出血等。富含维生素K的食物有菜花、白菜、菠菜、莴笋、肝脏、谷类等。

吃什么，怎么吃

吃容易消化的食物

进食的时候要吃容易消化的，不吃油性大的食物。此时要吃一些易消化吸收，少渣味鲜的食物，如面条鸡蛋汤、牛奶、酸奶、巧克力等，准妈妈要吃饱吃好，这样才能为分娩准备足够的能量。

如何根据产程安排饮食

第一产程：在整个分娩过程中所占的时间最长。虽然阵痛会影响到正常进食，但为了保证体力，准妈妈应吃些蛋糕、稀饭、烂糊面等柔软、清淡且易消化的食物，应多次进食，每次不宜太多。

第二产程：准妈妈可喝些糖水、果汁、菜汤、牛奶、藕粉等，以补充能量。这个阶段，鼓励吃一些高热量的流食或半流食。

第三产程：通常时间较短，不必勉强进食。若出现产程延长的现象，应给准妈妈喝些糖水、果汁。

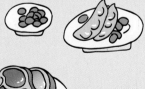
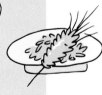

孕37周生活指导

突发情况的应急

临近分娩身边没有亲人怎么办

如果临近分娩的时候身边没有家人的话，一定不要过于紧张。可以事先自己模仿一遍当自己一个人在家将要分娩时候的情景，将分娩顺序记录下来。

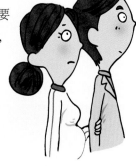

在外出时突然要分娩怎么办

即使进入了临产期，真正分娩的时间也是很难把握的，所以一旦外出的时候必须带着自己的医疗保健卡、手纸、毛巾、医院的地址记录本、家人的联系电话等必备品。

胎动异常时要马上去医院

疼痛的时间间隔是：第一次分娩的人会每隔10分钟阵痛，非初次分娩的孕妇每隔15分钟阵痛。一旦阵痛的间隔在10~15分钟时就要马上去医院，因为张力的间隔缩短了，分娩就接近了，准妈妈需要及时检查。如果阵痛发生仅有5~7分钟的间隔，这时候就要立刻把准妈妈送往医院，因为准妈妈马上要分娩了。

分娩室

羊水大量流出时要马上去医院

胎盘中包裹胎儿的羊膜破裂，接着羊水流了出来，流出来破裂的羊膜会弄脏衣服。当羊膜真正破裂的时候，羊水会"哗"地一下子大量流出，这时应立刻与产院联系。

慎重选择分娩的医院

实地考察，了解情况，选择最合适自己的医院。最好选择进行产前检查的医院，因为医生对准妈妈的情况比较了解。

妇幼保健院更专业

专业妇幼保健院的医师面对的就诊群体相对比较单一，因此一些中型妇幼保健院所配置的产科医疗器械比一般大型的综合医院会更齐全。如孕期的B超检查、唐氏综合征筛查，妇幼保健院在此方面的设备和专业能力，无疑会比综合性医院的产科更完善。另外，专业妇幼保健院的产科医师每天负责的就是从孕期、产期、到出院这一循环过程，技术实力相对较高，医护人员的操作更为熟练。

综合性医院的优势

现在许多大型的综合性医院科室齐全，各科专业人员技术水平高，对于那些容易出现异常并发症的孕妇来说，一旦出现并发症，可以及时地在综合性医院各门诊科室得到会诊和处理。所以，容易出现异常并发症的孕妇都适合选择综合性医院。怎样选择合适的医院，要根据家庭经济实际状况和孕妇的身体状况决定。

如果孕妇在怀孕时伴有异常或出现严重的并发症，就要选择大型综合性医院。

其他因素

能否自主选择分娩方式

当准妈妈到产科待产时，应进行一次综合检查，然后决定分娩方式。决定后跟医生商量意外情况，比如要不要做阴道侧切手术，是不是在夜间提供麻醉服务等，都应该事先咨询。

对新生儿的处理

在分娩过程中医院是否提供胎心监护，在胎宝宝出生后，母子是否同室，是否有新生儿游泳和按摩、抚触等服务，此外，还应注意针对新生儿的检查制度是否完善。

口碑如何

先通过多种渠道收集一下相关信息，了解医生情况。可以先听听护士的介绍，向同事、朋友和亲戚中生过孩子的人打听一下，不要被广告所迷惑。如果属于高危产妇，要了解一下是否可以提前住院待产。

有的医院可以提供丈夫陪产服务，如果准妈妈心理压力比较大，分娩时需要丈夫的陪伴，那就要选择有陪产条件的医院了。同时，还应了解医院是否提供助产分娩、产后有无专人护理等。

孕38周生活指导

坚持最后的定期检查

这个时期，上腹憋闷的症状显著缓解。胃部的压迫感减轻，孕妈妈饭量有所增加。但下降的子宫压迫了膀胱，会越来越感到尿频。因胎儿增大，羊水相对变少，腹壁紧绷而发硬，有无规律的宫缩。孕妈妈要坚持每周一次的产前检查，以便发现异常，尽早处理。

认清分娩信号为成功分娩做准备

距离预产期越来越近，孕妈妈此时要时刻留意可能出现的分娩信号，这样才能为成功分娩做好充足的准备。那么分娩信号究竟有哪些呢?

孕妈妈子宫底下降

一般情况下，孕妈妈在距离预产期前两周左右，子宫底都会下降，上腹部会变得轻松起来，呼吸也比以前舒畅，并且胃部在怀孕期间受压的情况也得以缓解，食欲也随之增加。

孕妈妈下腹部有受压迫的感觉

由于分娩时先露出的部分已经降到骨盆入口处，因此出现下腹部坠胀，并且出现压迫膀胱的现象。此时孕妈妈会感到腰酸腿痛，走路非常不方便，需要有人搀扶，且尿频现象也增多起来。

孕妈妈腹部出现有规律的阵痛

很多孕妈妈在怀孕38周时，腹部会出现有规律阵痛，这预示着即将要分娩。她们刚开始出现的阵痛持续时间一般不会超过1分钟，且间隔在15分钟左右。以后腹部的阵痛时间会逐渐延长，同时间隔时间会缩短。

见红

在孕期的最后几周，子宫颈的分泌物增多，白带也随之增加。一般情况下，孕妈妈子宫颈的分泌物为黏稠的液体，并在宫颈内形成防止细菌入侵的黏液栓。随着孕妈妈子宫不断进行收缩，这种黏液栓随着分娩开始的宫缩而排出，又由于子宫内口胎膜与宫壁的分离，有少量出血。这种出血与子宫黏液栓混合，自阴道排出，称为见红。如果孕妈妈出现见红，可以看成是分娩即将开始的预兆。但要观察出血量是不是太高，如果出血量高于平常量，就要考虑身体是否异常，及时寻求医生的帮助。

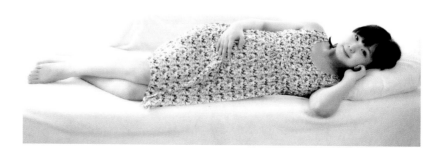

破水

孕妈妈阴道内流出羊水，又被称为"破水"。由于孕妈妈子宫进行着强有力的收缩且子宫压力不断增加，子宫口张大，胎儿头部下降，这样就引起胎膜破裂，从而使羊水从孕妈妈的阴道中流出，出现了这种情况也预示着离胎儿降生已经不远了。

在孕38周，是否出现上述症状要视孕妈妈身体的实际情况而定，但大多数孕妈妈在孕38周是会出现以上临产信号的，也有些孕妈妈在孕36周就会出现这些症状。这些都是正常的妊娠现象，孕妈妈切勿过度紧张。

假性宫缩不要过度紧张

对于怀孕38周的孕妈妈来说，出现假性宫缩也是常见的现象，孕妈妈大可不必过分紧张。妇产科医生认为，如果孕妈妈长时间保持同样的姿势，或久坐或站立，就会感到腹部一阵阵地变硬，这便是假性宫缩。假性宫缩间隔的时间少则十几分钟，多则一个小时，且每次持续的时间也不尽相同。尤其当孕妈妈感到兴奋时，更容易出现这种现象，它的出现也预示着分娩即将要开始，假性宫缩时常在产前2～3周出现。由于孕妈妈子宫下段受胎儿向下坠的刺激，出现假性宫缩的情况会增多。如果孕妈妈只是偶尔出现这种症状且持续时间不长，阴道也没有出血，不必过分紧张。但如果出现的频率非常多且间隔时间较短，同时阴道还伴有流血等现象，孕妈妈就要立即接受医生的诊治，以免发生意外。

Q 怀孕38周，泌尿系感染怎么办？

A 多饮水、多排尿，利用尿液的冲刷作用可以在很大程度上促进疾病的恢复。

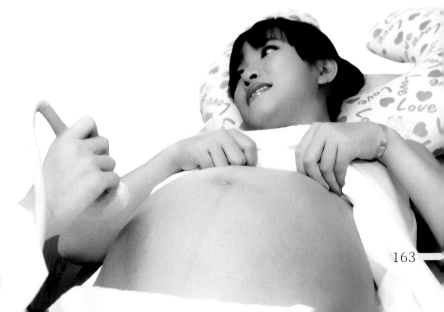

孕39周生活指导

孕妈妈要留意临产前的征兆

对于孕39周的孕妈妈来说，宝宝随时都可能出生。此时，相信有一部分孕妈妈心情非常激动还会略显紧张。其实，孕妈妈完全可以放松心情，因为宝宝快要出生时，会给孕妈妈一些暗示，让孕妈妈充分做好准备，这些暗示其实就是临产征兆。那么孕妈妈要留意哪些征兆呢？

规律性的宫缩

从实际中来看，如果孕妈妈在怀孕39周时出现了规律性宫缩，就很可能是临产在即的标志，而假宫缩一般持续时间比较短且时有时无。而在规律性的宫缩发生后，孕妈妈的宫颈口会不断开大，这就预示分娩即将开始。

随着宫缩强度的加强，宫缩的频率进一步加快，此时宫缩间隔的时间会缩短至3～5分钟，且每次宫缩的时间也会持续在1分钟左右。宫缩大多数情况下会出现在腹部下方，有些还可能会扩散到孕妈妈背部下方的位置。所以宫缩出现后，孕妈妈大多会感到腹痛，且腹痛的频率会逐渐加强，有少数孕妈妈还会出现腰酸的症状，这些症状都预示着胎儿很快就会降临。

破水

孕妈妈临近分娩时，胎儿周围的羊膜囊由于破裂致使囊内羊水从孕妈妈阴道中流出，这个征兆孕妈妈需要多加留意。破水的主要特征有：从孕妈妈阴道内流出的羊水虽然是无色透明的，但其中却含有胎脂等漂浮物质；当破水从阴道内流出时，孕妈妈会感觉到一股热液流出；孕妈妈很难像控制尿液一样控制住羊水的流出，此时她们处于无意识状态中。

孕妈妈出现了破水，无论在什么场合都要及时仰卧，防止羊水继续外流；破水后，要及时更换卫生护垫以保证宫内不受感染。如果出现情况紧急一定要送到医院寻求医生的帮助。

对于怀孕39周的孕妈妈来说，破水会导致羊水大量外流，自身的脐带也随着压力的带动或因为重力而出现脱垂。脐带脱垂会致使胎儿出现缺氧、组织器官坏死，甚至出现胎儿死亡。

·小贴士·

孕妈妈在破水后的10个小时内如果没有分娩迹象，为了防止子宫受到细菌感染，医生会建议孕妈妈使用催产素进入产程。

见红

孕妈妈在妊娠期间，子宫颈会被黏稠的血液堵塞。在怀孕39周时，孕妈妈的子宫收缩扩张，胎儿的头部也开始下坠至骨盆内，胎膜与子宫壁渐渐分离摩擦，就会使血管破裂而导致孕妈妈子宫出血，此时黏稠的血液排出体外，也就是临床上所说的"见红"。

见红的主要特征：粉红色、鲜红色或茶褐色是见红最常见的颜色；见红的出血量比月经时的出血量要少；见红时流出的血液黏稠；孕妈妈大多数会在临近分娩时出现见红，但个体是存在差异的，所以有些孕妈妈会在分娩前1～2周内就已经出现了见红。

孕妈妈一旦出现见红，就会显得有些紧张，那么出现见红后应该如何做呢？

孕妈妈如果只是出现了淡淡的血丝，且血量不多，可以自行在家中观察休养；这个时期不要太过操劳，坚决不能做剧烈运动；保持好充足的睡眠，并养成良好的作息时间；出现了见红不要紧张，但如果出血量大过月经流量，就要在家人的陪同下尽快到医院寻求医生帮助。

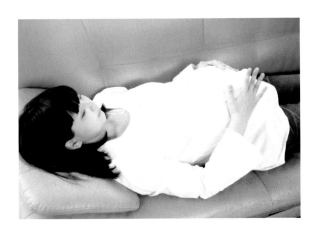

临产前的心理调试

不怕难产

大多数准妈妈对分娩无经验、无知识，对宫缩、见红、破膜害怕紧张，不知所措，不吃少睡。怕痛、怕出血、怕胎儿意外、怕生不下来再剖宫产。是顺产还是难产，一般取决于产力、产道和胎儿三个因素。对后两个因素，一般产前都能作出判断，如果有异常发生，肯定会在此前决定进行剖宫产。

不怕痛

受亲属、母亲、姐妹的影响，周围环境发生的事情，病房内其他产妇的分娩经过，待产室内其他产妇的嚎叫或呻吟等刺激造成。

子宫收缩可能会让你感到有些疼，但这并非不能耐受。如果出现疼痛，医生会让你深呼吸或对你进行按摩减少疼痛，如果实在不行，还可以用地西泮等药物来镇痛。

生男生女都一样

带着沉重的思想负担进入产房会使产妇大脑皮层形成兴奋灶，抑制垂体催产素的分泌，使分娩不能正常进行。其实只要孩子平安降生，生男孩还是女孩都一样。千万不要对孩子的性别过分地期盼，一旦事与愿违，则有可能成为产后出血的诱因。

165

孕40周生活指导

分娩前准备

产前要做好外阴清洁卫生

准妈妈在见红后，应注意保持阴部清洁，会阴部放置消毒垫，且应绝对禁止同房，以防引起产道及宫内胎儿产前感染。

产前要排空大小便

准妈妈临产时，医生都要提醒其排空膀胱。因为子宫的位置在膀胱之后，直肠之前，膀胱过度充盈影响子宫收缩及先露部下降。

分娩时，子宫强力而有节律地收缩，促进胎儿娩出，此时产妇不排空大小便，使子宫周围挤压过紧，必然影响子宫收缩，使胎儿先露部受阻而难以下降，以致宫口迟迟不开，这就会使胎头在盆底较长时间地压迫膀胱和肛门括约肌，以致括约肌麻痹而导致产后尿潴留和产后大便困难等问题。另外，还可致产妇在分娩过程中不自主地将大便溢出，污染外阴。

准妈妈，临产时医生多鼓励产妇每2~4小时排尿一次，以免膀胱充盈影响宫缩及胎头下降。因胎头压迫引起排尿排便困难者，排除头盆不称，必要时导尿或温肥皂水灌肠，既能清除粪便避免分娩时排便污染，又能通过反射作用刺激宫缩加速产程进展。

应给分娩过程中的产妇准备食品

这是每位产妇及其亲人所关心的事情。此期，由于阵阵发作的宫缩痛，常影响产妇的胃口。产妇的饮食以富有糖分、蛋白质、维生素、易消化的为好。根据产妇自己的爱好，可选择蛋糕、面汤、稀饭、肉粥、藕粉、牛奶、果汁、西瓜、橘子、苹果、香蕉、巧克力等多样饮食。每日进食4~5次，少量多餐。机体需要的水分可由果汁、水果、糖水及白开水补充。注意既不可过于饥渴，也不能暴饮暴食。

Q 孕妇产前能不能喝蜂蜜？

A 可以每天早上一杯蜂蜜水，但最好是纯的，不含激素，且不要过量，否则血糖容易升高。

练 "奇招" 缓解产妇痛苦

在妻子分娩的过程中，你是不是比她还要焦虑和恐惧呢？学好几招吧，聪明的男人在女人的关键时刻一定要表现出色，当好配角，让妻子在分娩过程中享受你的体贴，增加自信心，让胎儿健康顺利地和你见面。

方法	做法
营造气氛	在分娩过程中，妻子正忍受着极大的痛苦。为了转移她的注意力，鼓励她忍住疼痛，在阵痛间隙可以和她一起回忆以前可笑的生活事件，畅想即将诞生的胎宝宝的模样，调侃胎宝宝会像彼此的缺点，以及将来怎样培养他，会如何调皮，如何可爱，生活会如何精彩等，竭尽全力制造轻松气氛
语言鼓励	你的语言鼓励是产妇的 "安心丸"。在陪产的过程中坚持鼓励她表现出色，表现出对她能够顺利分娩具有信心，一再表白对她的感情和感激之情，一定要让她知道她将带给你们的生活一个崭新的开始
学几招按摩	在产妇整个分娩的过程中，通过对产妇不同身体部位的按摩，可以达到放松肌肉、缓解疼痛的效果。你可以学几招管用的按摩手法，比如背部按摩、腰部按摩及腹两侧按摩等，缓解她的疼痛
点滴关怀	产妇在分娩过程中，体力消耗巨大，汗水淋漓，虽然没有胃口吃什么东西，但是需要喝水。对于产程长的产妇，有时候需要强迫她进食，要准备好充足的水或点心，随时准备给她补充能量。在整个过程中温柔地帮她擦干汗水，也是给她最好的关怀
包容责备	准妈妈在分娩过程中可能会有过激或反常的表现，比如大哭大叫，准爸爸常常会成为攻击对象。在这种情况下，你千万不可流露出任何责备，对一些生理的异常反应要表现出极大的理解和容忍。这个时候男人的表现甚至会影响以后的夫妻感情和家庭生活，所以这时一定要沉住气，尽量安慰她，协助她度过这一艰辛的过程

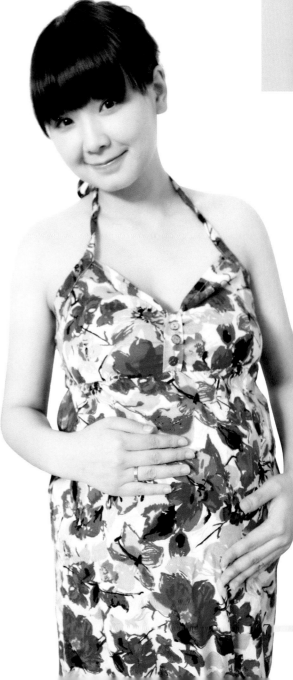

第9次产检（37周）

这个月每周都要进行一次检查，除了常规的一些检查外，有些检查是在为即将到来的分娩做准备。

1.B超检查：为准确掌握胎儿的位置和大小，以及胎盘的位置、羊水量，胎儿的呼吸动作等情况，要再进行一次超声波检查。2.内生殖器检查：此项检查可以确定宫颈状态、胎儿下降程度、产道状态等，为决定分娩方式提供依据。3.心电图：检查心脏功能。4.血常规：提供了静脉血、指血之后，准妈妈还得贡献出一点儿耳血，以检测其体内激素水平是否在正常范围内，从而间接地了解胎盘功能是否正常。5.胎心率监测：借助仪器记录下瞬间的胎儿心率的变化，这是了解胎动、宫缩时胎心反应的依据，同时可以推测出宫内胎儿有无缺氧。

产前随访记录表	
孕周	
随访日期	
主诉	
体重(千克)	
血压(毫米汞柱)	/
宫高(厘米)	
腹围(厘米)	
胎位	
胎心率(次/分)	
血红蛋白(克/升)	
尿蛋白	

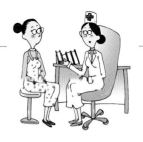

产前随访记录表

其他辅助检查		
指导	个人卫生	
	膳食	
	心理	
	运动	
	自我监测	
	分娩准备	
	母乳喂养	
下次随访日期		
医院名称		
医生签名		

第10次产检（38周）

　　这个月每周都要进行一次检查，除了常规的一些检查外，有些检查是在为即将到来的分娩做准备。

　　1.心电图：检查心脏功能。

　　2.血常规：检测其体内激素水平是否在正常范围内，从而间接地了解胎盘功能是否正常。

　　3.胎心率监测：借助仪器记录下瞬间的胎儿心率的变化，这是了解胎动、宫缩时胎心反应的依据，同时可以推测出宫内胎儿有无缺氧。

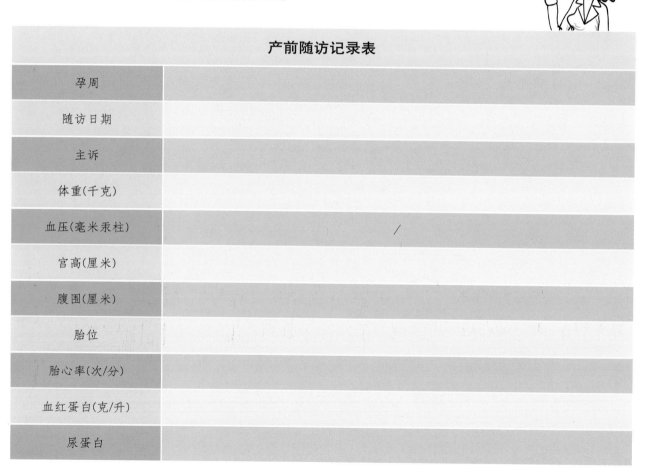

产前随访记录表

孕周	
随访日期	
主诉	
体重(千克)	
血压(毫米汞柱)	/
宫高(厘米)	
腹围(厘米)	
胎位	
胎心率(次/分)	
血红蛋白(克/升)	
尿蛋白	

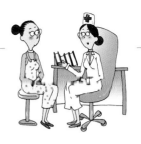

产前随访记录表

其他辅助检查		
指导	个人卫生	
	膳食	
	心理	
	运动	
	自我监测	
	分娩准备	
	母乳喂养	
下次随访日期		
医院名称		
医生签名		

第11次产检（39周）

这个月每周都要进行一次检查，除了常规的一些检查外，有些检查是在为即将到来的分娩做准备。

1.内生殖器检查：此项检查可以确定孕妈妈宫颈状态、胎儿下降程度、产道状态等，为决定分娩方式提供依据。

2.心电图：检查心脏功能。

3.胎心率监测：借助仪器记录下瞬间的胎儿心率的变化，这是了解胎动、宫缩时胎心反应的依据，同时可以推测出宫内胎儿有无缺氧。

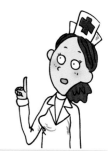

产前随访记录表	
孕周	
随访日期	
主诉	
体重(千克)	
血压(毫米汞柱)	/
宫高(厘米)	
腹围(厘米)	
胎位	
胎心率(次/分)	
血红蛋白(克/升)	
尿蛋白	

172

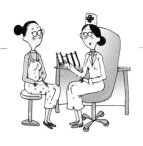

产前随访记录表

其他辅助检查		
指导	个人卫生	
	膳食	
	心理	
	运动	
	自我监测	
	分娩准备	
	母乳喂养	
下次随访日期		
医院名称		
医生签名		

第12次产检（40周）

这个月每周都要进行一次检查，除了常规的一些检查外，有些检查是在为即将到来的分娩做准备。

1.心电图：检查心脏功能。

2.胎心率监测：借助仪器记录下瞬间的胎儿心率的变化，这是了解胎动、宫缩时胎心反应的依据，同时可以推测出宫内胎儿有无缺氧。

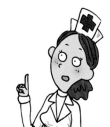

产前随访记录表

孕周	
随访日期	
主诉	
体重(千克)	
血压(毫米汞柱)	/
宫高(厘米)	
腹围(厘米)	
胎位	
胎心率(次/分)	
血红蛋白(克/升)	
尿蛋白	

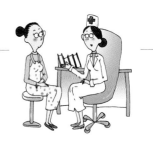

产前随访记录表

其他辅助检查		
指导	个人卫生	
	膳食	
	心理	
	运动	
	自我监测	
	分娩准备	
	母乳喂养	
下次随访日期		
医院名称		
医生签名		

孕期检查流程图

第6周
确认是否怀孕

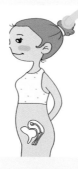

第12周
常规检查、
血常规、尿常规

重点：NT检查

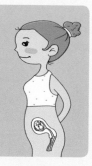

第16周
常规检查、胎心检查、
血常规、尿常规

重点：唐氏筛查

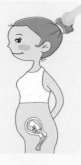

第20周
常规检查、
胎心检查、心电图

重点：羊膜穿刺

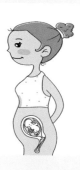

第24周
血常规、尿常规、
胎心检查、心电图

重点：排畸B超检查

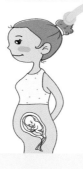

第28周
常规检查、水肿检查、
胎心检查、血常规、尿常规

重点：妊娠糖尿病检查

第30周
常规检查、胎心检查、
血常规、尿常规
重点：B超检查
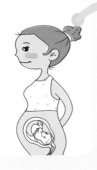

第34周
常规检查、水肿检查、
血常规、尿常规
重点：确认胎位
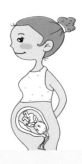

第37周
常规检查、水肿检查、
血常规、尿常规
重点：多普勒胎心监护
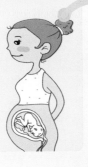

第38周
常规检查、水肿检查、
血常规、尿常规
重点：多普勒胎心监护
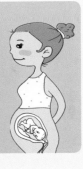

第39周
常规检查、水肿检查、
血常规、尿常规
重点：多普勒胎心监护
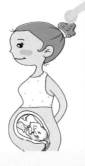

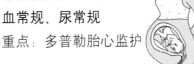

第40周
常规检查、水肿检查、
血常规、尿常规
重点：多普勒胎心监护
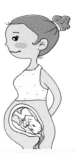

孕前检查项目表格

检查项目	检查内容	检查目的	检查方法	检查时间
身高体重	测出具体数值，评判体重是否达标	如果体重超标，最好先减肥调整体重，在正常范围为宜	用秤、标尺来测量	怀孕前1个月
量血压	血压的正常数值：高压：<140毫米汞柱 低压：<90毫米汞柱	怀孕容易使高血压患者的血压更高，甚至会威胁到孕妈妈的生命安全	血压计	怀孕前3个月
血常规血型	白细胞、红细胞、血沉、血红蛋白、血小板 ABO血型、Rh血型等	是否患有地中海贫血、感染等，也可预测是否会发生血型不合等	采指血、静脉血检查	怀孕前3个月
尿常规	肾脏疾患的早期诊断	有助于肾脏疾病的早期诊断，有肾脏疾病的需要治愈后再怀孕	尿液检查	怀孕前3个月
生殖系统	通过白带常规筛查滴虫、真菌、感染、尿道炎症以及淋病、梅毒等性传播疾病，有无子宫肌瘤、卵巢囊肿、宫颈病变等	是否有妇科疾病，如患有性传播疾病、卵巢肿瘤，影响受孕的子宫肌瘤，最好先要彻底治疗，然后再怀孕，否则容易引起流产、早产等危险	阴道分泌物、宫颈涂片及B超检查	怀孕前3个月
脱畸（TORCH）全套	包括风疹、弓形虫、巨细胞病毒和单纯疱疹病毒四项检查	预防流产及胎儿畸形	静脉抽血	怀孕前3个月
肝肾功能	包含肝肾功能、乙肝病毒，血糖、血脂等项目	肝肾患者怀孕后可能会加重病情，导致早产	静脉抽血	怀孕前3个月
口腔检查	是否有龋齿、未发育完全的智齿及其他口腔疾病	怀孕期间，原有的口腔隐患容易恶化，严重的还会影响到胎儿的健康。因此，口腔问题要在孕前就解决好	口腔检查	怀孕前6个月

孕期必须治疗的疾病

在计划妊娠之初，一定要去正规医院做一次全面身体检查，身患下列疾病最好治愈后再怀孕。日常如果有不适症状也要及时就医，及时治疗，以免影响妊娠。

肝炎

乙型肝炎病毒携带者在妊娠期间不会受到乙型肝炎病毒的影响，但分娩或哺乳时很可能使新生儿受到感染，因此，在分娩后应立即给宝宝接种免疫球蛋白和疫苗，或舍弃母乳哺乳。对于慢性肝炎患者，如病情轻微，肝功能正常，病人年轻，体质又好，经过适当的治疗，可以妊娠。但在妊娠后应坚持高蛋白饮食并充分休息，加强孕期监护，必要时也需要住院观察。

结核病

如有持续低热、容易疲劳、咳嗽、咳痰等症状，应及时就诊。结核病的治疗要在使用抗生素等疗法的同时摄取充足的营养，安静休息，生活要有规律。重症者要进行手术，治愈后可以妊娠，分娩。

梅毒

隐匿性梅毒患者本身对患病全然不知，但梅毒仅次于艾滋病是对人体伤害最大的性病。它蚕食机体，危害健康，不仅可以传染给配偶，而且可造成流产、早产、死胎、新生儿患先天梅毒等。计划怀孕的女性要早期发现，早期治疗，痊愈后再决定何时怀孕。

贫血

在妊娠前如果发现患有贫血，首先要查明原因，确认是哪种原因引起的贫血，以便进行积极地调理。在饮食中摄取足够的铁元素和蛋白质，或服用铁剂，待贫血症状基本被治愈后方可怀孕。

肾脏病

患肾脏病的人如果怀孕，肯定要患妊娠高血压综合征，随着症状的加重，有的人会出现流产或早产，还有的人则必须进行人工引产。根据肾脏病的程度和症状不同，是否可以妊娠、分娩请与专业医生商量，并应在未取得医生许可之前进行避孕。

在肾脏病治好以后，也应有一段观察期，在得到医生的同意后再怀孕。怀孕后应定期检查，尤其到怀孕最后几周，要每周去医院重点检查尿常规、血压、肾脏功能和胎儿状况。若肾功能下降，则要终止妊娠。

图书在版编目（CIP）数据

怀孕 10×4 同步指导 / 管睿主编 . —— 长春：吉林科
学技术出版社，2014.7
ISBN 978-7-5384-7802-0

Ⅰ．①怀… Ⅱ．①管… Ⅲ．①妊娠期－妇幼保健－基
本知识 Ⅳ．① R715.3

中国版本图书馆 CIP 数据核字（2014）第 125155 号

怀孕10×4同步指导

Huaiyun 10×4 Tongbu Zhidao

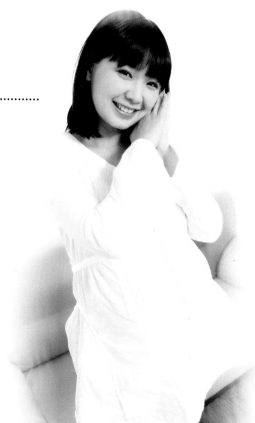

主　　编　管　睿
出 版 人　李　梁
策划责任编辑　隋云平
执行责任编辑　解春谊
模　　特　于　洋　张莹楠　小　静　赵　丽　陈　悦　于　娜　陈园园
封面设计　长春市一行平面设计有限公司
制　　版　长春市一行平面设计有限公司
开　　本　889mm×1194mm　1/20
字　　数　200千字
印　　张　9
印　　数　1—8000册
版　　次　2014年9月第1版
印　　次　2014年9月第1次印刷

出　　版　吉林出版集团
　　　　　吉林科学技术出版社
发　　行　吉林科学技术出版社
地　　址　长春市人民大街4646号
邮　　编　130021
发行部电话/传真　0431-85635177　85651759　85651628
　　　　　　　　　　　85677817　85600611　85670016
储运部电话　0431-84612872
编辑部电话　0431-85659498
网　　址　www.jlstp.net
印　　刷　沈阳美程在线印刷有限公司

书　　号　ISBN 978-7-5384-7802-0
定　　价　39.90元

孕1月

适宜吃的食物
- 主食宜粗细搭配
- 宜多吃富含维生素的食物，如玉米、小米、燕麦等富含B族维生素的食物
- 宜多吃新鲜的绿叶蔬菜或其他有色蔬菜
- 宜适当多吃水果
- 宜多吃蛋奶类
- 动物性食品宜选择瘦肉及鱼类
- 宜多吃豆类及豆制品
- 适宜食用的豆类及豆制品

不宜吃的食物
- 不要偏食
- 不宜多食酸性食物，尤其不宜多喝螃蟹、甲鱼，以免引起流产
- 不宜多食油条、腌制品
- 不宜食用反复煎炸的开水
- 晚餐不宜吃过于丰盛，最好控制在19点之前
- 不宜用菜汤反复冲泡的开水，应控制在19点之前

孕2月

适宜吃的食物
- 饮食以清淡、易消化为主
- 宜吃点自己喜欢的食物，在有胃口的时候多补充些奶类、蛋
- 选择自己喜欢的食物，在有胃口的时候多补充些奶类、蛋
- 职场妈妈增加多吃些抗辐射的食物

不宜吃的食物
- 不宜多食寒凉、生冷的食物，如西红柿、杨梅、樱桃、橘子、葡萄、酸枣、草莓等
- 不宜一次吃得过多，浓茶、饮料
- 不宜挑食、不偏食，更不可节食
- 不宜长期食用方便面、饼干、...
- 不宜食用大多数鱼，如生鱼片
- 不宜食多数鱼类，如生鱼片
- 不宜食用过量

孕3月

适宜吃的食物
- 每天应喝6~8杯水，切忌口渴才喝水
- 宜经常喝点儿脱脂牛奶
- 宜适当喝些麦片
- 五谷豆浆最常喝类，豆类食物
- 宜多吃些能够预防妊娠斑的食物，如草莓等

不宜吃的食物
- 不宜多食酸性食物
- 不宜一次吃得过多，浓茶、饮料
- 不宜挑食、不偏食，更不可节食
- 不宜长期食用方便面、饼干、...
- 不宜补充钙过量
- 不宜食多数鱼类，如生鱼片
- 不宜食用过量
- 不宜多食大多数热性食物

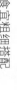
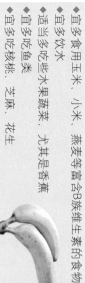

孕4月

适宜吃的食物
- 宜多吃些辣椒、大蒜
- 宜多吃些麦片
- 宜多吃全麦制品
- 宜多吃些蔬菜，包括紫色的蔬菜，如西红柿、紫甘蓝、豌豆
- 宜适当吃些坚果
- 宜多吃些瓜子，如葵花子、南瓜子
- 宜适量增补菜花及野菜，如花菜搭配

不宜吃的食物
- 不宜多食精制的挂面
- 不宜长期摄入高蛋白
- 不宜食用味精鸡蛋
- 不宜多地吃的土豆等熟食
- 不宜过多食用鱼肝油及维生素类药物
- 最好能够不喝咖啡，浓茶
- 不宜多喝，最好能够不喝咖啡
- 不宜多喝咖啡

孕5月

适宜吃的食物
- 饮食宜粗细搭配
- 宜少吃多餐
- 宜多喝牛奶
- 宜多吃鱼
- 宜以过量的些瓜子
- 宜适当增加些瘦肉，以补充铁
- 应适当经常吃些虾皮

不宜吃的食物
- 不宜常吃精米面
- 不宜过量食用海带
- 不宜过咸的食物
- 不宜常用热性香料
- 不宜食用过量
- 不宜食过酸奶
- 少喝，最好能够不喝咖啡、浓茶
- 不宜多食出现肥胖的症状

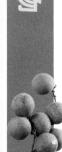

孕6月

适宜吃的食物
- 宜多食富含蛋白的食物
- 宜多吃蔬菜
- 宜多吃些蔬菜，尤其是天然的
- 宜选体积小，但营养价值高的蔬菜，如土豆
- 宜以过量的些坚果
- 宜多吃鲜瘦肉，以摄入各种类型的营养
- 每天都应吃一些干果，控制量在30克左右

不宜吃的食物
- 不宜只食精米食
- 不宜节食
- 不宜摄入过高的蛋白质
- 不宜食不洁的食物
- 不可以暴饮暴食
- 不宜多吃冷饮
- 不宜吃生冷的凉拌菜、油条
- 减少不宜食用的懒人
- 饭后不宜立即吃水果
- 不宜常吃松花蛋

孕7月

适宜吃的食物
- 宜直接吃粗粮轻木肿的食物
- 饮食宜以量少
- 饮食的要少量
- 应选体积小，营养价值高的饮食
- 以过量的些瓜子，如葵花子、南瓜子
- ★宜多补充植物的油含铁的摄入量

不宜吃的食物
- 不宜吃双倍的食物，不宜过量喝水
- 不宜进食过咸
- 要控制海鲜的摄入量
- 不宜一次性大量吃坚果
- 不宜为补充钙质而很多喝牛奶
- 不宜服用太多鱼肝油
- 每次不宜吃冷饮，油条
- 不宜吃生冷立即吃油条
- 每天吃豆浆超过不明吃水果
- 等辣食用的要忌口

孕8月

适宜吃的食物
- 多吃能够减轻水肿的食物，如鲫鱼、鲤鱼、冬瓜、绿豆
- 多吃通便的食物，以防治便秘，如土豆、玉米、生菜
- ★宜多吃些α—亚麻酸

不宜吃的食物
- 不宜吃精制米食
- 不宜进食过咸
- 不宜长期摄入过高蛋白质
- 不宜食含糖量高的食品
- 不宜多吃冷饮
- 不宜吃生冷的凉拌菜、油条
- 减少不宜食用的懒人
- 饭后不宜立即吃甜食、油条
- 不宜常吃松花蛋

孕9月

适宜吃的食物
- 饮食要多样，宜少量多餐
- 适宜摄取膳食纤维含量丰富的食物，如土豆、黑木耳、芹菜等
- 宜适量摄入动物肝脏
- 宜多吃西红柿
- 宜多吃芝麻、海带、紫菜、木耳等
- 每天多吃几个核桃，可补充α—亚麻酸
- 宜适当吃些坚果

不宜吃的食物
- 不宜吃双倍的食物
- 不宜为补充钙质而喝太多牛奶和钙剂
- 不宜多吃过咸的食物
- 不宜一次性摄入很多奶制品和钙剂
- 不宜服用太多鱼肝油
- 不宜多吃动物肝脏
- 每次不宜吃冷饮、油条
- 不宜吃生冷立即吃油条
- 甜食不宜多吃
- 饮料不宜用水果

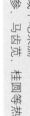

孕10月

适宜吃的食物
- 饮食宜清淡
- 宜多喝些水
- 适宜做为顺利分娩的食物，如红糖水、牛奶、藕粉、坚果、红枣等
- 产前宜吃的食物，尤其是牡蛎，其含锌量非常丰富
- 宜多吃富含热量的食物，如巧克力
- 每天适当吃些坚果，如花生、榛子、松子仁、南瓜子
- ★适宜临产吃的东西

不宜吃的食物
- 不宜吃人参
- 最好少吃或不吃寒性的食品
- 不宜多吃热性补品，如桂圆等热性补品

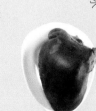

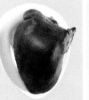
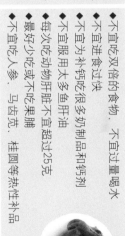